MUDRAS
QUE CURAM
Yoga para as suas mãos

Sabrina Mesko

MUDRAS
QUE CURAM
Yoga para as suas mãos

Tradução
MARTA ROSAS

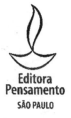

Editora
Pensamento
SÃO PAULO

Título original: *Healing Mudras – Yoga for Your Hands*.

Copyright © 2000 Sabrina Mesko.

Publicado mediante acordo com The Ballantine Publishing Group, uma divisão da Random House, Inc.

Copyright da edição brasileira © 2003 Editora Pensamento-Cultrix Ltda.

1ª edição 2003.

7ª reimpressão 2019.

Todos os direitos reservados. Nenhuma parte deste livro pode ser reproduzida ou usada de qualquer forma ou por qualquer meio, eletrônico ou mecânico, inclusive fotocópias, gravações ou sistema de armazenamento em banco de dados, sem permissão por escrito exceto nos casos de trechos curtos citados em resenhas críticas ou artigos de revistas.

A Editora Pensamento não se responsabiliza por eventuais mudanças ocorridas nos endereços convencionais ou eletrônicos citados neste livro.

O material contido neste livro não se propõe a ser utilizado em substituição à ajuda médica. Se você tiver alguma doença ou problema de saúde, consulte um médico competente.

Fotos de Dorothy Low.
Ilustrações de Kiar Mesko.
Produção e *design* das roupas e das fotos de Sabrina Mesko.

Direitos de tradução para a língua portuguesa
adquiridos com exclusividade pela
EDITORA PENSAMENTO-CULTRIX LTDA.
Rua Dr. Mário Vicente, 368 – 04270-000 – São Paulo, SP
Fone: (11) 2066-9000
E-mail: atendimento@editorapensamento.com.br
http://www.editorapensamento.com.br
que se reserva a propriedade literária desta tradução.
Foi feito o depósito legal.

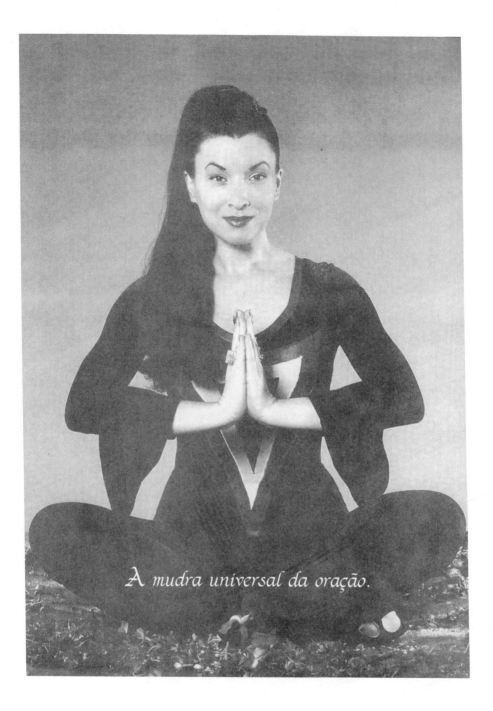

A mudra universal da oração.

Para Bibi e Kiar,
os melhores pais do mundo.

Sumário

Agradecimentos 11
Introdução: A História e a Arte das Mudras 13

A Prática das Mudras 19
   Instruções para a Prática 19
      Onde praticar as mudras? 19
      Como praticar as mudras? 19
      Quando devo praticar as mudras? 19
      Com que freqüência posso praticar as mudras? 19
      Quanto tempo deve durar a prática de uma mudra? . 20
      Meditação 20
      Respiração 21
      Concentração 21
      Movimentos dos Olhos 23
      Visualização 23
      Oração e Afirmações Positivas 24
      Mantras 24
      Guia de Pronúncia dos Mantras 25
      As Mãos 26
      Os Chakras 27
      Correntes Elétricas 30
      Cores que Curam 30
      A Aura 32
      Dicas Úteis sobre as Mudras 33

Parte 1: A Alma 35
   Mudra para
      a Adoração Divina 36
      a Felicidade 38
      o Amor 40
      a Eternidade e a Energia Universal 42
      a Confiança 44

a Integridade Interior	46
Evocar a Força Interior	48
a Sabedoria	50
a Delicadeza	52
Desenvolver a Meditação	54
a Orientação	56
Auxílio numa Situação Grave	58
Grandes Introvisões	60
o Contentamento	62
a Prosperidade	64
uma Consciência Superior	66

Parte 2: O Corpo 69
Mudra para

Retardar o Envelhecimento	70
Fortalecer os Nervos	72
Proteger a Saúde	74
Prevenir o *Stress*	76
Coração e Mamas Sadios	78
Sentir o seu Corpo Energético	80
Prevenir a Estafa	82
a Cura Depois de um Desastre Natural	84
Abandonar Vícios e Dependências	86
a Cura dos Males de Amor	88
Eliminar o Cansaço	90
Manter a Dieta	92
Recarregar as Energias	94
Equilibrar a Energia Sexual	96
a Longevidade	98

Parte 3: A Mente 101
Mudra para

um Bom Dia	102
Enfrentar o Medo	104
Dissipar o Sentimento de Culpa	106
Fortalecer o Caráter	108
a Concentração	110
Superar a Ansiedade	112
Transcender a Raiva e Prevenir Dores de Cabeça	114

uma Mente Aguçada 116
a Paciência 118
a Segurança Interior 120
Acalmar a Mente 122
Acompanhar os Filhos 124
Superar Dificuldades 126
a Eficiência 128
Tranqüilizar a Mente 130
Minorar as Preocupações 132
Eliminar a Depressão 134
a Autoconfiança 136
o Falar Correto 138
Desbloquear o Subconsciente 140
a Compaixão 142

Agradecimentos

Este livro é uma manifestação de mãos divinas através das minhas mãos. Agora tanto ele quanto sua energia pertencem a você. Agradeço ao Universo Divino pela oportunidade de ajudar outras pessoas.

Meus sinceros agradecimentos às seguintes pessoas maravilhosas:

Aos professores, gurus e mestres com quem tive a honra de aprender: Guru Maya, Paramahansa Yogananda, Bhikram, Sri Sri Ravi Shankar e, principalmente, Yogi Bhajan.

Aos meus pais, Kiar e Bibi, que não mediram esforços para incentivar-me e guiar-me na minha jornada. Amo vocês.

Ao meu irmão, Kristopher, e à minha irmã, Íris, pelo apoio.

À minha empresária, Lisa Swayne, por acreditar em mim e orientar-me desde o início.

À minha editora, Leslie Meredith, pela visão e pela capacidade de reconhecer a beleza, a força e a importância dos ensinamentos contidos neste livro.

E a Jeff Kutash — meu anjo da guarda — pelo incentivo e pelo amor extraordinário, todos os dias e de todas as maneiras.

Agradeço, do fundo do meu coração e da minha alma, a todos vocês.

Amor, paz e bênçãos.

Introdução
A História e a Arte das Mudras

O caminho que segui para elaborar este livro foi longo, mas inspirador. Sem dúvida, precisei de algumas vidas para chegar a ele. Creio que todos nós escolhemos uma determinada missão para cumprir na vida — mesmo antes de nascermos. Este livro é a minha.

Descobrir seu objetivo de vida é um desafio. Você pode achar que sabe por que está aqui e o que deve fazer com sua vida. No entanto, um ou vários acontecimentos podem desviá-lo de seu caminho, fazê-lo dar uma reviravolta e colocá-lo num caminho inteiramente novo. Pasmos, descobrimos muitas vezes que esse é o caminho que buscávamos desde o início, mesmo que diferente daquele que inicialmente tínhamos imaginado para nós.

Cresci em Liubliana, na Eslovênia, numa família de artistas muito talentosos. Meu pai é pintor e escultor e minha mãe, jornalista e lingüista. Minha irmã, que é arqueóloga, faz extensas pesquisas sobre a dança no Egito, e meu irmão é especialista em arte espiritual. Todos os dias de minha infância foram cheios de amor e de apreciação pela beleza, permitindo-me ver ao meu redor o efeito profundamente revitalizante que a arte exerce sobre a fruição e sobre a própria qualidade da vida. Comecei a amar a música e a dança antes mesmo de aprender a andar. Ainda adolescente, tornei-me bailarina profissional e atuei em várias companhias de balé clássico em toda a Europa.

Como sempre tive um imenso desejo de ajudar as pessoas, eu também ensinava balé a crianças com deficiência visual ou outras deficiências físicas. Essa experiência fortaleceu ainda mais a minha convicção de que o incentivo e o estímulo podem fazer uma grande diferença em nossa capacidade de enfrentar os desafios que a vida nos apresenta. O mundo às vezes é um lugar difícil de viver, e é muito importante mostrarmos uns aos outros, e principalmente às novas gerações, que podemos realizar nossos sonhos — e isso sem abrir mão de nossos valores e de nossa individualidade. Eu realmente acredito que existe uma resposta positiva e gratificante para cada problema que enfrentamos na vida. Nossa missão cotidiana é buscar essa melhor maneira, encontrá-la e mostrá-la àquele que vem depois de nós. Juntos, poderemos transformar o mundo num lugar harmonioso e feliz.

Para conseguirmos cumprir nossa missão, no cotidiano e na vida, e para podermos enfrentar a contento os desafios que nos são apresentados, precisamos primeiro encontrar nossa força e nossa paz interior. As técnicas aqui apresentadas lhe darão a chave para desencadear os infinitos poderes que há em você. Você nasceu com todos os recursos interiores de que necessita — precisa apenas descobri-los e desenvolvê-los. Este livro de mudras é um breve guia de instruções que lhe permitirá conhecer seus poderes sagrados e utilizá-los no dia-a-dia. "Mudra" é a senha de acesso aos dados de seu computador interior — seu poder invisível. Você só precisa ativar uma função de cada vez — há apenas uma mudra por página, possibilitando-lhe seguir seu próprio ritmo nesse treinamento de força espiritual — para descobrir uma nova maneira de reprogramar seu corpo, sua mente e sua alma e atingir plenamente o seu potencial.

Comecei a praticar yoga depois que uma lesão nas costas interrompeu minha carreira de bailarina. Acabei descobrindo que a dança havia sido apenas um caminho intermediário para minha verdadeira missão de vida: estudar e ensinar yoga, principalmente aquela yoga que pode ser usada para ajudar-nos a enfrentar o dia-a-dia. Apesar de extremamente eficazes — e fáceis de praticar —, as mudras até agora não têm sido muito ensinadas como técnicas para viver melhor.

Embora tivesse estudado vários ensinamentos e técnicas de meditação durante vários anos, levou muito tempo até eu conseguir compreender profundamente os gestos feitos com as mãos que são conhecidos como mudras. A não ser por algumas mudras muito elementares, utilizadas nas meditações corriqueiras, as centenas de mudras existentes não eram ensinadas. Durante vários anos, enquanto estudava yoga e medicina holística, busquei em vão alguma informação sobre as mudras. Porém continuei a procurar e acabei por encontrar professores e mestres maravilhosos, que me instruíram na arte das mudras. Como diz o ditado, quando o aluno está pronto, o professor aparece. Isso sem dúvida aconteceu comigo. Quando eu estava pronta para o nível seguinte em meu treinamento, as coisas aconteciam de tal forma que eu acabava sendo guiada até meu próximo professor. Enquanto estudava a meditação, a respiração e a yoga, tinha a impressão de estar me lembrando de algo familiar, e não aprendendo algo completamente novo. Quando afinal comecei a praticar as técnicas das mudras, senti imediatamente que minha jornada de vida tinha um sentido. Agora, é com grande prazer e uma enorme sensação de realização, que compartilho com você esse saber e essa técnica.

Um Breve Histórico

A realização de gestos com as mãos existe em todas as culturas da face da Terra e pode ser considerada intrínseca à civilização: os antigos egípcios, romanos, gregos, persas, aborígines da Austrália, indianos e chineses, africanos, turcos, habitantes das ilhas Fiji, maias, esquimós e índios norte-americanos usavam a linguagem das mãos.

Hoje em dia ainda recorremos à linguagem das mãos. Pense na universalidade do aperto de mãos, um símbolo de amizade e paz. O aplauso é a linguagem da aprovação e do entusiasmo; o indicador em riste é a marca da repreensão; a mão levantada com a palma voltada para a nossa direção nos faz parar.

Há muitos pontos de vista em relação ao desenvolvimento dos gestos manuais. Os cientistas provaram que até os macacos se comunicam com as mãos. Acredita-se que esses gestos tenham sido a base para o desenvolvimento da fala. Mesmo uma criança cega de nascença bate palmas para exprimir emoção e felicidade. Muitos dos gestos feitos com as mãos são universais e existem há milhares de anos. No Egito, quase cinco mil anos atrás, esses gestos eram praticados em rituais por sumos sacerdotes e sacerdotisas. Os gestos sagrados das mãos eram fundamentais na comunicação com os deuses, na manifestação de milagres e na relação com a vida após a morte. Os egípcios esculpiram representações desses gestos em baixo-relevo nas paredes internas e externas das pirâmides, fazendo-os tornar-se a base de seus hieróglifos. Do Egito, esses gestos e o conhecimento de sua utilização e de seu poder espiritual estenderam-se à Índia e à Grécia.

Na Índia, eles receberam o nome em sânscrito de "mudras", e tornaram-se parte indispensável da yoga, a qual visava unir o praticante à energia cósmica e divina. As mudras tornaram-se a essência dessa comunicação divina no budismo e no hinduísmo. Os monges budistas aprofundaram ainda mais a compreensão das mudras, utilizando-as no encerramento de seus rituais sagrados, prática que permanece até os dias de hoje. Platão colocou os gestos das mãos entre as virtudes civis da Grécia antiga, em que eles eram classificados como cômicos, trágicos ou satíricos. Do Egito e da Grécia, esses gestos foram levados a Roma, onde vieram a fazer parte intrínseca do discurso e da cultura popular.

O imperador romano Augusto, por exemplo, tinha especial predileção pelos gestos das mãos presentes nas danças e pantomimas. Havia competições entre os dançarinos que melhor sabiam usar os gestos manuais, dividindo Roma em facções que apoiavam seus favoritos. O dançarino que mais se destacasse era muitas vezes chamado de "filósofo da dança".

Uma história registrada em época posterior diz respeito a uma visita do rei da Armênia a Nero. Antes de regressar a seu país, perguntaram-lhe o que mais gostaria de levar consigo, e ele respondeu: "O dançarino, pois ele se expressa melhor com as mãos que meu povo com as palavras."

No ano 190, havia em Roma seis mil artistas que se dedicavam aos gestos manuais. Sua popularidade continuou até o século VI d.C. O gestual sagrado também era utilizado na prática religiosa dos judeus. Em várias das representações de Moisés, podemos vê-lo realizando mudras e gestos de bênção, proteção, saber e orientação divina.

No cristianismo, as mudras adquiriram uma forma menos fácil de identificar. As posições estilizadas das mãos estão quase sempre presentes nas representações de Jesus Cristo, mas poucos conhecem o seu significado. Assim, as culturas ocidentais foram perdendo a noção do poder curativo e sagrado das mudras e passaram a utilizá-las mais como gestos expressivos de comunicação.

Nas pinturas italianas anteriores e contemporâneas à Renascença, uma das posições mais comuns das mãos é a que une o polegar ao indicador. Seu significado é que o ego — o indicador — está se curvando diante de Deus — o polegar — em sinal de amor e união. Na tradição popular napolitana, esse gesto é chamado de beijo entre o polegar e o indicador — o símbolo do amor. Em pinturas seculares, esse gesto significa aprovação ao amor e ao casamento. Algumas das nações indígenas norte-americanas também o utilizavam para indicar aprovação de algo que consideravam bom.

Outro gesto comum em pinturas religiosas é aquele em que as palmas das mãos estão voltadas para cima. Essa postura tem centenas de anos e significa abertura e indagação. Neste livro, ela é parte da mudra destinada a rogar por orientação e também da que é usada para enfrentar o medo (página 104). Quando se pede ao universo proteção e orientação, a palma é virada para cima para que algo possa ser ali colocado. Os índios norte-americanos traduziam esse gesto como: Dê-me!

O gesto em que o indicador levantado se move de um lado para outro é universal: significa, especificamente, "não"–rejeição nas culturas italiana, japonesa e indígena norte-americana, entre outras. Quando o indicador é levantado mas fica imóvel, significa, no uso popular e na arte italiana, "indicar", "fazer justiça", "apontar" (o que fez com que esse dedo viesse a se chamar "indicador"). O gesto pode significar ainda "silêncio", "atenção", "número", "mediação" e "demonstração".

Os índios norte-americanos estavam entre os povos que mais se comunicavam com gestos manuais, fazendo-o geralmente quando na presença de desconhecidos. Os primeiros colonizadores chegaram mesmo a pensar que os índios pouco conheciam a comunicação falada, já que quase sempre os viam comunicando-se por meio de gestos. Na verdade, eles estavam apenas sendo cautelosos e trocando informações que os pioneiros brancos não entendiam. Mais tarde, esses índios desempenhariam um importante papel na comunicação com crianças portadoras de deficiências auditivas.

No México, os gestos manuais estão presentes em rebuscadas e antigas esculturas. Na Grécia Antiga, eles foram pintados em vasos e outras cerâmicas. O alfabeto chinês na verdade começou como uma representação dos gestos das mãos. Existem várias semelhanças nos gestos utilizados pelos índios norte-americanos, pelos chineses, os egípcios e os africanos. Seria muito bom se os arqueólogos, antropólogos e lingüistas pudessem um dia descobrir como esses gestos universais passaram a ser usados em partes tão diferentes do mundo. Os gestos das mãos, que estão na origem da comunicação, têm um poder imenso. A arte das mudras tem inspiração divina: ela nos permite a comunicação com o divino, o desejo e o cultivo de qualidades mais sublimes e o uso de uma linguagem popular universalmente entendida. A mudra é a nossa ligação com o divino jogo cósmico.

É chegada a hora de reviver e apreciar a dádiva que é a prática das mudras. Você poderá utilizar suas técnicas tão antigas quanto eficazes em sua vida cotidiana. As mudras podem ajudá-lo a realizar seus sonhos: o seu destino está em suas mãos. Este livro é a manifestação de meu sonho de ser útil. Você o tem em suas mãos agora, e eu sei por experiência própria que as mudras podem ajudá-lo a dar o melhor de si, a curar a mente, o corpo e o espírito, e a mudar sua vida para melhor. E elas podem ainda lhe proporcionar um novo nível de autoconhecimento e força pessoal.

Espero que você goste de descobrir o universo das mudras, através das quais você conhecerá a sua própria natureza e os seus dons espirituais inatos. Elas o ajudarão a curar sua alma e o mundo. E eu serei eternamente grata por ter tido a oportunidade de ser o instrumento da transmissão desses ensinamentos sagrados.

Una em Espírito, amor e paz,

Sabrina

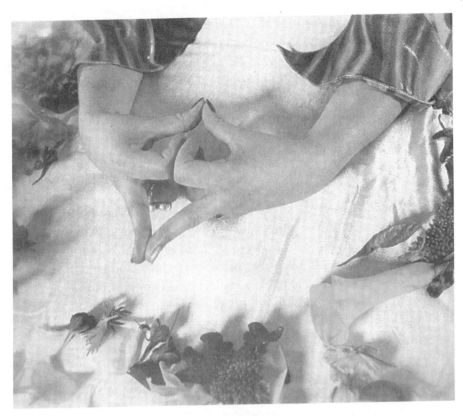

Mudra para tranqüilizar a mente.

A Prática das Mudras

Instruções para a Prática

Onde praticar as mudras?

Para praticar as mudras, procure um lugar tranqüilo, cheio de paz e privacidade, onde ninguém possa perturbá-lo. Se isso nem sempre for possível, não há problema, pois a maioria das mudras pode ser praticada de maneira discreta e em qualquer lugar.

Como praticar as mudras?

Durante a prática, o ideal é sentar-se numa posição confortável. Você poderá sentar-se com as pernas dobradas sobre uma almofada ou manta, contanto que distribua o peso do corpo igualmente entre os dois lados. É importantíssimo manter as costas eretas. Procure uma posição para sentar-se que *não* lhe provoque dor.

Quando devo praticar as mudras?

Você pode realizar as mudras praticamente sempre que sentir que precisa da energia que elas proporcionam. Porém, se você estiver praticando uma mudra para ganhar introvisão ou melhorar a meditação, será mais fácil concentrar-se de manhã, assim que se levantar, ou à noite, antes de se deitar. Você jamais deve praticá-las com o estômago cheio, pois a energia de seu corpo-mente estará concentrada no abdômen. Sua energia, de um modo geral, se torna mais lenta e precisa estar desimpedida quando o seu organismo se volta para a transformação do alimento em energia física. Após uma refeição, aguarde uma hora antes de começar a prática.

Com que freqüência posso praticar as mudras?

Você pode praticar diariamente quantas mudras quiser. Mas, para obter todos os benefícios que uma mudra pode lhe oferecer, será melhor reservar um período fixo de pelo menos três minutos para ir se acostumando à sua mudra.

Para obter esses benefícios mais rápido, recomendo que você pratique a mudra duas vezes ao dia, pelo menos três minutos de cada vez. Selecione uma mudra voltada a um problema que você tenha ou a uma característica que deseja cultivar e não deixe de praticá-la diariamente.

Quanto tempo deve durar a prática de uma mudra?

No começo, você deve praticar cada mudra três minutos por dia, pelo menos. Mas quando já tiver criado força e capacidade para manter e evocar sua energia, poderá aumentar o tempo de prática da mudra para onze minutos. Por fim, você poderá praticar até trinta e um minutos uma vez por dia.

A maioria das mudras lhe trará resultados imediatos: mais energia, lucidez, paz de espírito e introvisão. Porém, os problemas mais profundos ou complexos exigirão uma prática com mais disciplina e perseverança. Nesse caso, será preciso esperar algumas semanas até que a mudra comece a fazer seu efeito pleno, permitindo-lhe sentir a profunda transformação que eliminará ou resolverá o seu problema.

Meditação

Existem muitas técnicas diferentes de meditação. Se você nunca meditou, a forma mais simples para começar consiste em sentar-se confortavelmente num lugar tranqüilo. Preste atenção na sua respiração: expire e inspire lentamente pelo nariz, concentrando-se no percurso de sua respiração entrando e saindo do corpo. À medida que for se concentrando, deixe que a consciência da respiração silencie sua mente e relaxe seu corpo. Você terá começado a vivenciar o fundamental estado da meditação.

A meditação fará a temperatura de seu corpo baixar; portanto, se planejar meditar por mais que onze minutos, cubra os ombros e as costas com um xale antes de se sentar.

Com as mudras e respiração adequada, você poderá atingir níveis mais profundos de meditação, vivenciando paz, relaxamento, rejuvenescimento e níveis de consciência mais elevados.

Sua intuição, paciência e sabedoria aumentarão muito, assim como seu magnetismo pessoal e seu nível de vibração energética.

Respiração

A respiração adequada é essencial à prática das mudras. Existem basicamente dois tipos de respiração.

Na RESPIRAÇÃO LONGA E PROFUNDA, você deve procurar inspirar e expirar lenta e completamente pelo nariz.

Ao inspirar, relaxe o abdômen e deixe que o peito se expanda.

Ao expirar, esvazie o peito e contraia o estômago para ajudar a expelir o ar. Essa técnica de respiração o ajudará a relaxar, acalmar-se e tornar-se mais paciente.

Na CURTA, RÁPIDO ALENTO DE FOGO, inspire e expire pelo nariz em ritmo bem mais acelerado. Concentre-se no umbigo e no movimento de expansão ao inspirar e contração ao expirar. Ambos devem ter igual duração e ser bem rápidos: no total, entre duas e três inspirações e expirações por segundo.

Esta técnica tem um efeito mais revigorante.

Ambas as técnicas têm grande poder de cura e depuração.

Ao praticar as mudras, procure usar sempre a Respiração Longa e Profunda, a menos que haja outra sugestão.

Concentração

Ao praticar qualquer mudra, é importante concentrar-se no centro de energia de seu Terceiro Olho, que fica entre as sobrancelhas. O Terceiro Olho é o ponto de seu corpo-mente que tem mais facilidade em ligar-se às sublimes fontes de energia existentes em você e ao seu redor.

Se sentir que sua mente divaga enquanto você medita e pratica uma mudra, volte a concentrar-se lentamente na respiração e na mudra. Inspire e expire. Você sentirá um efeito muito forte, um aumento de energia no corpo inteiro. A prática das mudras afeta as pessoas de diferentes maneiras em diferentes momentos. Algumas vezes se sente um leve formigamento nas mãos e braços; outras, uma súbita descarga de energia ao longo da coluna. Simplesmente sinta e observe tudo o que pode acontecer. Concentrando-se nas diferentes sensações, você poderá maximizar os poderes curativos sobre o corpo, a mente e o espírito.

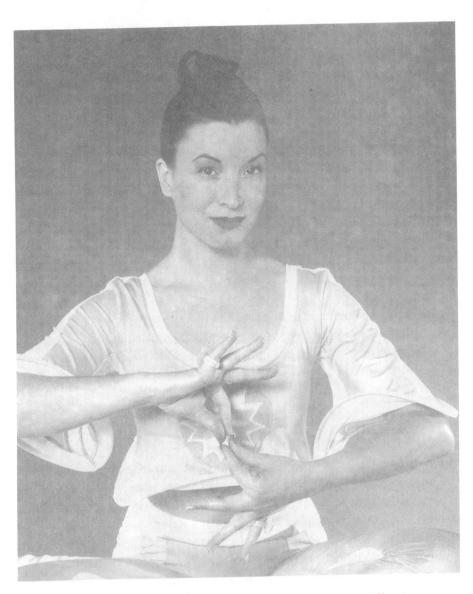

Mudra da Roda da Vida — Yin e Yang. O centro do Terceiro Olho é o ponto entre as sobrancelhas. Concentrando-se nesse centro de energia da intuição, você poderá praticar a visualização e receber orientação através de visões. Ele é uma janela que se abre para possibilidades infinitas.

Movimentos dos Olhos

Os olhos constituem um importante elemento na prática das mudras. A maneira como são utilizados pode aumentar a concentração.

Você poderá mantê-los semi-abertos e, lentamente, fixá-los na ponta do nariz. Não deixe que o olhar se torne estrábico — basta olhar para baixo e um pouco para dentro até perceber a ponta do nariz. Esse é um exercício extremamente benéfico para sua vista.

Outra possibilidade é fechar as pálpebras e "olhar" para cima, na direção do Terceiro Olho.

Se não conseguir meditar de olhos fechados, fixe o olhar a uma distância média e relaxe as pálpebras.

O mais importante é enfocar *sem forçar*. Jamais mantenha seus olhos em qualquer posição que cause dor ou desconforto.

Visualização

Todos sabemos o que é sonhar acordado. Na verdade, o devaneio é uma forma de visualização — é uma cena, um mundo ou um sonho que criamos e no qual queremos estar. Visualizando onde e como queremos viver e manifestar nossa energia estaremos dando o primeiro passo para tornar esse sonho uma realidade. A prática das mudras pode ajudá-lo a concretizar seus sonhos. O poder de sua mente não tem limites. Viva-o, respire-o e transforme esse sonho em realidade.

Por exemplo: ao praticar uma mudra contra o envelhecimento, visualize mentalmente em seu rosto um brilho saudável e cheio de juventude. Veja o seu rosto e o seu ser vibrando, com as energias recarregadas. Quando conseguir aliar o poder da mente à sua prática diária das mudras, você mudará e melhorará a sua aparência, sua energia e a sua vida como um todo.

Para dar outro exemplo, ao praticar a mudra para as introvisões, veja-se como uma pessoa que acaba de chegar a uma solução feliz para um problema que tentava resolver. Visualize como se sentiria se sua preocupação acabasse. Essa visualização criará a predisposição para um bom resultado.

Oração e Afirmações Positivas

Quando você medita, sua mente entra em sintonia com as necessidades do corpo, aumentando sua capacidade de cura e regeneração. É importante que, antes de meditar, você faça uma afirmação positiva para si mesmo. Você pode também afirmar energia positiva para outra pessoa, como faria numa oração.

Exemplo: ao praticar a mudra para manter a dieta é bom afirmar: "Estou comendo apenas alimentos saudáveis. Sinto-me saudável, em forma e satisfeito. Vou seguir a minha dieta." Apesar de simples, essa afirmação terá um efeito positivo sobre você. Ao meditar ou orar por outra pessoa, é bom vê-la envolta em luz branca ou violeta e afirmar: "O meu amigo está saudável, feliz, cheio de vida e sorrindo."

A afirmação sempre deve ser formulada no presente. Assim, diga: "Estou calmo" e não: "Estarei calmo" ou "Quero estar calmo". Diga: "Na minha meditação, eu vejo a solução." Essa afirmação positiva cria vibrações muito fortes. Sua energia entra no Universo e manifesta os seus desejos e intenções, permitindo-lhe atingir seus objetivos com dignidade e bondade. A força da oração e das afirmações se faz sentir especialmente durante a prática das mudras, quando a mente está tranqüila e a concentração, otimizada.

Mantras

Mesmo que prefira meditar e praticar sua mudra repetindo uma afirmação, você também pode experimentar usar um mantra. Os mantras são antigas palavras sânscritas que têm grande poder de cura sobre o organismo e o ser quando entoadas repetidamente durante a prática das mudras e da meditação. O palato duro tem 58 pontos de energia ligados ao corpo. A estimulação desses pontos com vibrações sonoras afeta a energia mental e física. Alguns dos sons que estimulam esses pontos têm grande poder de cura. Quando você repete esses antigos mantras ou combinações sonoras curativas cientificamente testadas, seja em voz alta ou baixa, os meridianos do palato duro são ativados numa determinada ordem que reorganiza o padrão de energia de todo o organismo.

Este livro apresenta três mantras básicos usados em diferentes combinações:

EK ONG KAR
(Um Criador, Deus é Um)

SA TA NA MA
(Infinitude, Nascimento, Morte, Renascimento)
HAR HARE HAREE
WAHE GURU
(Rará, rarei, rari, uarrei, guru)
(Deus é o Criador do Supremo Poder e da Sabedoria)

Nem toda mudra requer um mantra. Todas as mudras podem ser praticadas em silêncio, ao ritmo da respiração. Você pode usar os mantras quando a mente estiver muito inquieta, pois concentrando-se nas palavras acabará se acalmando. Deixe-se levar pela intuição ao praticar as mudras — se quiser entoar os mantras, experimente-os quando achar que está na hora certa. Você sentirá muita paz, alegria e emoção. Sua alma cantará junto com o Universo.

Guia de Pronúncia dos Mantras

A = a
AA = ã
AY e E = ei
AI = é
I = i
U = u
OO = u
O = ô
EE = i
AAU = au

SAT rima com "late"
NAM rima com "fã"
WAHE soa como uarrei
O som de "ch" final (pronunciado como "tch") deve ser bem marcado.
A consoante V soa mais fraca.
Os RR são levemente retroflexos.

Ao entoar um mantra como "Haree Har Haree Har", você não deve mover os lábios — as palavras devem ser pronunciadas apenas com a língua.

As Mãos

Cada mão e cada dedo tem sentido próprio, distinto dos demais. Cada um deles corresponde à energia de uma diferente parte do corpo e do Sistema Solar. A mão direita é influenciada pelo Sol e representa o lado masculino da natureza humana. A esquerda é regida pela Lua e representa o lado feminino da natureza humana.

A mão direita é a que recebe, enquanto a esquerda é a que concede poderes positivos. Esses significados se refletem nas posições das mãos nas mudras. Cada dedo está associado a uma capacidade, tendência ou característica especial e a suas influências na vida.

O *polegar* simboliza Deus. Quando os demais dedos se juntam a ele, simbolicamente você se curva diante de Deus. O polegar está associado ao planeta Marte e representa a força de vontade, a lógica, o amor e o ego. O ângulo que ele forma em relação à mão quando relaxado indica o seu caráter. O ângulo de noventa graus entre polegar e indicador sugere que você é generoso, bondoso e mão-aberta. O de sessenta indica um caráter lógico e racional. E o de trinta, uma pessoa reservada, sensível e cautelosa.

O polegar comprido e marcante revela uma personalidade forte, determinada e capaz de mudar o seu próprio destino.

O *indicador* é influenciado por Júpiter e representa a sabedoria, o conhecimento, o poder e a autoconfiança.

O dedo *médio*, associado ao planeta Saturno, está relacionado com a paciência e com o controle emocional. Portanto, seu efeito se manifesta na forma de equilíbrio.

O dedo *anular* está ligado ao Sol e representa a vitalidade, a energia vital e a saúde. Ele corresponde à sua relação com a família e às questões do coração.

O dedo *mínimo* é influenciado pelo planeta Mercúrio, que rege a capacidade de comunicação, a criatividade, o senso estético e a tranqüilidade interior.

As pontas dos dedos podem revelar diferentes características e diferentes temperamentos. Quando são ovais, geralmente são indício de uma personalidade impulsiva, que precisa de motivação. Já as pontudas comumente pertencem a pessoas independentes e ativas, e as quadradas, a pessoas lógicas e práticas.

Os Chakras

Em nosso corpo existem sete principais centros nervosos e energéticos, todos localizados ao longo da coluna cervical. O primeiro está na base desta e o sétimo, no alto da cabeça. Esses centros são chamados *chakras*.

A energia deles, cujo fluxo percorre o nosso corpo sempre no sentido horário, influencia e é influenciada pela nossa saúde emocional, espiritual e física.

Para termos equilíbrio e harmonia interiores e com o meio que nos cerca, é importante conhecer esses centros e suas funções.

Primeiro Chakra

Representa: Sobrevivência, alimento, abrigo, coragem, determinação, base
Localização: Base da coluna
Glândula: Gônadas
Cor: Vermelho

Segundo Chakra

Representa: Sexo, criatividade, procriação, família, inspiração
Localização: Órgãos sexuais
Glândula: Supra-renais
Cor: Laranja

Terceiro Chakra

Representa: Ego, centro emocional, o intelecto, a mente
Localização: Plexo solar
Glândula: Pâncreas
Cor: Amarelo

Quarto Chakra

Representa: Amor verdadeiro e incondicional, devoção, fé, bondade
Localização: Região do coração
Glândula: Timo
Cor: Verde

Quinto Chakra

Representa: Voz, verdade, comunicação, conhecimento supremo
Localização: Garganta
Glândula: Tireóide
Cor: Azul

Sexto Chakra

Representa: O Terceiro Olho, visão, intuição
Localização: Terceiro Olho
Glândula: Pineal
Cor: Índigo

Sétimo Chakra

Representa: A consciência universal de Deus, o céu, a unidade, a humildade
Localização: Alto da cabeça, cocuruto
Glândula: Pituitária
Cor: Violeta

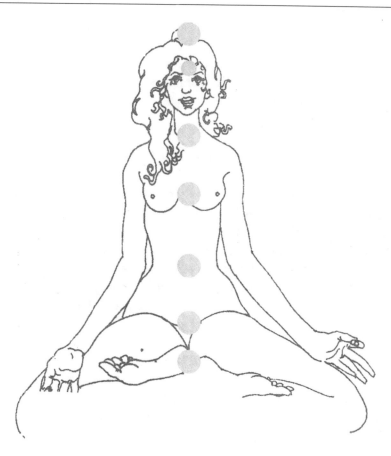

Os sete chakras do corpo

Primeiro Chakra: Base
Segundo Chakra: Sexualidade
Terceiro Chakra: Ego
Quarto Chakra: Amor
Quinto Chakra: Verdade
Sexto Chakra: Intuição
Sétimo Chakra: Sabedoria Divina

As mudras são instrumentos muito úteis para energizar e equilibrar cada chakra, ativando a corrente elétrica do corpo e liberando em nós nossos ilimitados poderes. *Exemplo:* quando praticar a mudra da adoração divina (v. frontispício), você pode visualizar as cores dos chakras envolvendo, preenchendo e energizando o seu corpo, começando pelo Primeiro Chakra e indo até o último, o da Coroa.

Correntes Elétricas

Além dos sete chakras que existem no corpo, há 72 mil canais ou correntes de energia elétrica chamados *Nadis*. Eles percorrem os diversos pontos do corpo, dos pés à cabeça, e também afetam todo o organismo. Manter essas correntes energéticas ativadas e dar-lhes livre fluxo é fundamental para o nosso bem-estar. Cada mudra redireciona, ativa e libera a energia que flui por esses canais, estimulando os centros cerebrais, nervos e órgãos e beneficiando todo o sistema físico, neuromuscular e glandular.

Cores que Curam

O uso do poder curativo das cores dos chakras pode enriquecer sua prática das mudras. Seu arco-íris cura e reenergiza as partes do corpo correspondentes. Você poderá cercar-se das cores indicadas sempre que meditar ou visualizar durante a prática.

Por exemplo, ao praticar a mudra da grande revelação, você pode visualizar-se envolto em luz branca ou violeta, o que irá fortalecer sua intuição. Vestindo-se de uma determinada cor, você também pode influenciar toda a sua atitude diante da vida.

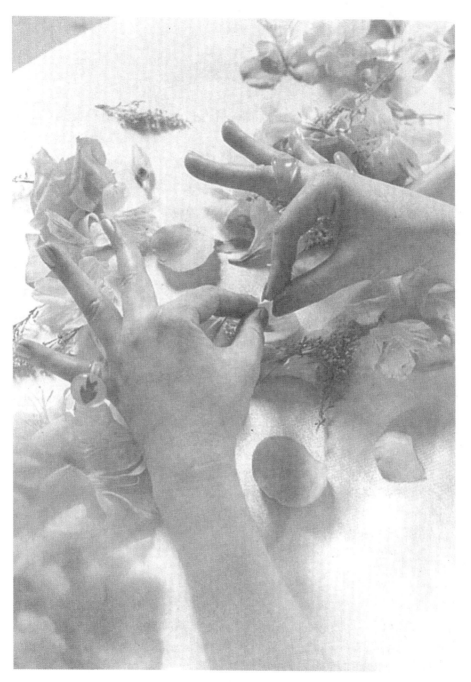

Mudra do yin — o poder feminino.

Exemplos:

O *vermelho* irá afetar positivamente a sua vitalidade, ligando-o à terra e fazendo-o centrar-se.

O *laranja* irá fortalecer sua sexualidade, sua criatividade e seus relacionamentos.

O *amarelo* o energizará e o fará sentir-se cheio de fogo.

O *verde* é bom para os dias em que precisar curar o seu coração e sentir o amor.

O *azul* tem um efeito calmante e apaziguador sobre a sua aura — o campo de energia que cerca o seu corpo — e o ajudará a ver e dizer a verdade.

O *índigo* fortalecerá sua intuição e seu sexto sentido.

O *violeta*, cor de grande poder de acalmar e centrar, o fará ligar-se aos poderes universais da cura.

O *negro* o ajudará a comunicar-se como um líder.

O *branco* o fará sentir-se limpo e puro, ajudando-o a se livrar de sentimentos depressivos e negativos.

Reflita sobre as mensagens que o seu corpo lhe manda a cada manhã e veja quais as cores que prefere usar a cada dia.

A Aura

A aura — ou corpo energético — é formada de vibrações eletromagnéticas que trazem em si cor, luz, som, calor e emoções. Ela nos envolve como uma radiância que geralmente é invisível. Porém, com concentração e prática, podemos aprender a ver as auras. A mudra para sentir o corpo energético contribui muito para ajudar-nos a perceber o estado das auras. Quando nossa força magnética invisível está vibrando muito, é sinal de saúde, força e capacidade de cura.

Dicas Úteis sobre as Mudras

Algumas mudras podem a princípio parecer muito semelhantes entre si. No entanto, na prática todas são muito diferentes: cada detalhe da posição das mãos e dos dedos é importante e significativo. Quando você prestar atenção à forma como pratica cada mudra, sentirá a diferença. Como já vimos, cada dedo está ligado a um diferente centro do corpo e a uma diferente corrente energética. Concentre-se nas mudras ao praticá-las e observe as diferentes sensações e efeitos que cada uma provoca. Você pode praticar uma determinada mudra de cada vez ou combinar várias de uma vez só. Ouça o que o seu corpo lhe diz.

Exemplo: se estiver estressado e precisar concentrar-se, pratique a mudra para evitar o *stress*. Após três minutos, passe à mudra para a concentração. Ao tentar diferentes combinações, deixe-se guiar pela intuição e pela lógica de seu corpo-mente. Aí está a beleza das mudras — você pode praticá-las em qualquer lugar, a qualquer instante, na ordem em que desejar. Embora complexa em termos dos benefícios, a antiga ciência das mudras é simples na prática.

Agora que você já conhece um pouco do poder e da história das mudras e já tem alguns rudimentos da prática da meditação, você está pronto para começar a tentar praticar algumas mudras e aplicar a energia que elas possuem à sua vida. Nas próximas páginas, você encontrará mudras para a alma, para a cura de problemas físicos e para alívio de estados de espírito negativos, entre outras coisas. Cada uma dessas 52 tradicionais mudras representa um instrumento espiritual que pode ajudá-lo em seu processo de autodescoberta e de resolução criativa de problemas. Espero que elas o ajudem a encontrar mais revelação, prazer e força na sua jornada.

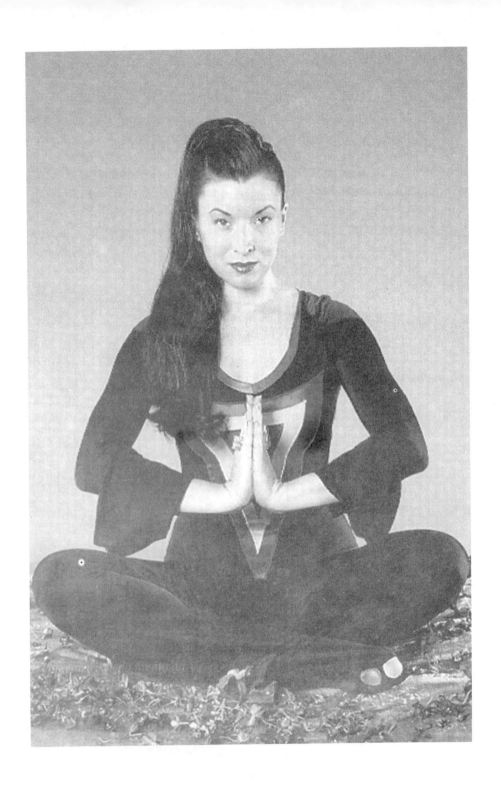

Parte 1

A Alma

*Sua alma é imortal...
Merece ser adorada.*

Este capítulo contém 16 mudras que o ajudarão a ter fé e a ligar-se à energia da sabedoria, do poder e do amor divino, que é a origem e a sustentação de todos os seres vivos. Quando precisar de orientação, amor e força interior, alimente sua alma praticando as mudras. Depois de satisfeitas as suas necessidades, você poderá continuar a cultivar sua energia até assumi-la plenamente, ligando-se ao Universo e tornando-se capaz de ajudar quem precisa.

Você pode praticar uma ou várias mudras por dia. Elas o ajudarão a se sentir cheio de paz, de alegria e da certeza de ser amado e protegido pelo criador.

Após a prática, permaneça em completo silêncio e paz por alguns instantes a fim de sentir os efeitos. Se fizer sua parte e se mantiver aberto para o Divino, o resto se resolverá.

Mudra para a Adoração Divina

O objetivo fundamental da yoga é centrar-se, tranqüilizar-se e tornar-se um com Deus, o Divino ou a Inteligência Universal. Entre os pré-requisitos para a paz interior estão o respeito e a confiança no Poder Supremo e a harmonia com o Universo. Quando percebemos que somos todos iguais e que estamos todos ligados à fonte suprema de energia espiritual, sentimo-nos fortalecidos e em harmonia.

A Mudra para a Adoração Divina é o símbolo universal da oração, tendo sido usada em todo o mundo por santos e sábios de diversas culturas e tradições espirituais. Ela às vezes é iniciada com uma reverência para demonstrar nossa humildade diante do Poder Divino. Juntando as palmas das mãos e unindo todos os dedos, simbolizamos a união e a unidade com o Divino e aumentamos a energia da cura dentro de nós.

Chakras: Todos os chakras
Cores: Todas as cores
Mantra: EK ONG KAR
(Um Criador, Deus é Uno)
Repita mentalmente cada vez que respirar.

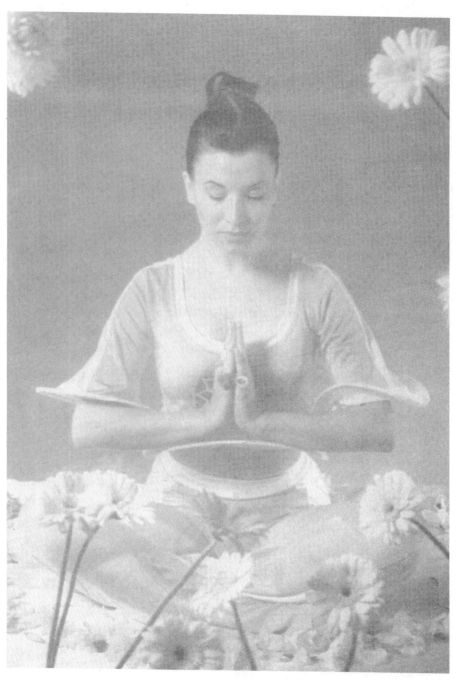

Sente-se em posição confortável. Junte as palmas das mãos diante do peito. Concentre-se no centro do Terceiro Olho. RESPIRAÇÃO: LONGA E PROFUNDA. Relaxe a mente e continue por pelo menos três minutos.

Mudra para a Felicidade

Assim como a verdadeira beleza emana do nosso estado de espírito, a felicidade é uma disposição mental, algo que vem de dentro. Se quiser, você poderá saudar cada dia com uma visão positiva e feliz, dispondo-se a apreciar tudo aquilo que possui. Praticando regularmente esta mudra, você vai não apenas parecer como também ser feliz, tornando-se um exemplo positivo para todos. Não abra mão da felicidade hoje, amanhã nem nunca mais em sua vida.

Esta mudra pode influir muito no seu estado de espírito, contribuindo para alegrá-lo.

Chakra: Coração — 4
Cor: Verde

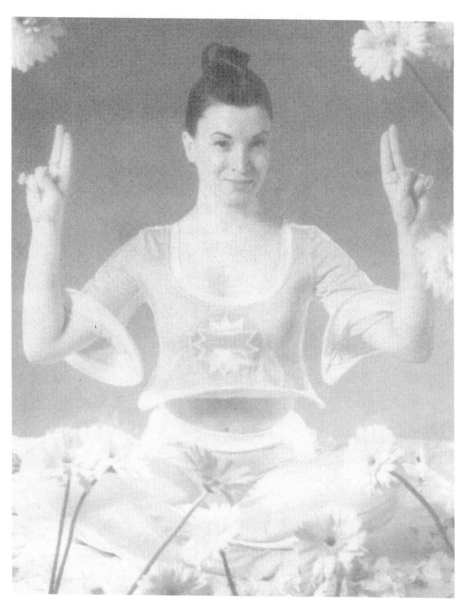

Sente-se confortavelmente com as costas eretas. Dobre os dedos anulares e mínimos e, com os polegares, pressione-os contra as palmas das mãos. Os dedos indicadores e médios devem ficar apontados para cima. Sem dobrar a coluna, abra os cotovelos, levantando-os para os lados. RESPIRAÇÃO: CONTROLADA, LONGA E PROFUNDA. CONCENTRE-SE NO TERCEIRO OLHO ENQUANTO RESPIRA.

Mudra para o Amor

O amor nos transforma, não importa a quem amemos: filhos, pais, amigos, namorado ou qualquer outro ser vivo. O amor faz a vida valer a pena. A missão espiritual que fundamenta a vida de cada um está em compartilhar o amor com o mundo inteiro, ensinando as pessoas a amar. Ame a si mesmo, à humanidade e a Deus, e você atingirá qualquer objetivo.

Esta mudra ativa as energias que estimulam a emoção do amor.

Chakra: Coração — 4
Cor: Verde
Mantra: SAT NAM WAHE GURU
(Deus é Verdade, Seus São o Supremo Poder e a Sabedoria)
Inspire em oito tempos e expire em um.
Repita mentalmente o mantra duas vezes ao inspirar.

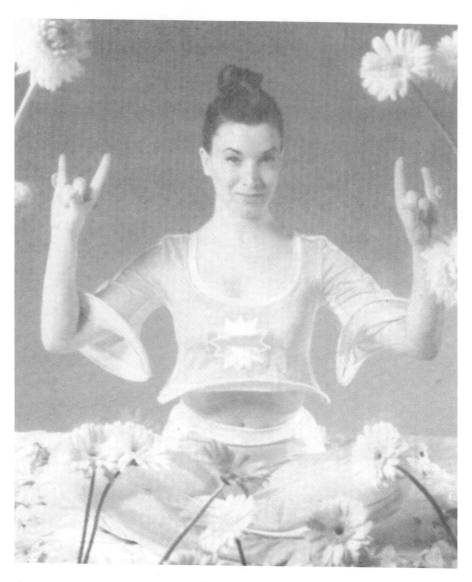

Sente-se com as costas eretas. Dobre os dedos médios e anulares enquanto estica os polegares e os demais dedos. Com os cotovelos levantados, concentre-se e continue por alguns minutos, sentindo luz e amor ao seu redor. RESPIRAÇÃO: OITO TEMPOS DE INSPIRAÇÃO; UMA EXPIRAÇÃO FORTE.

Mudra para a Eternidade e a Energia Universal

Nós usamos apenas uma pequena parte do consciente a cada dia. A prática desta mudra estimulará seu cérebro, levando-o a aumentar sua capacidade. Promovendo o fluxo de energia em seu corpo e sua mente e aprendendo a recarregá-los todos os dias, você estabelecerá um contato mais próximo com a energia da vida e de todo o Universo.

Esta mudra faz bem ao corpo inteiro.
As mãos são o canal por onde a energia da vida penetra em nosso corpo, nossa mente e nossa alma.

Chakras: Base da coluna — 1
Coroa — 7
Cores: Vermelho, violeta
Mantra: HAR HARE HAREE WAHE GURU
(Deus, Criador do Supremo Poder e Sabedoria,
Mestre e Guia Espiritual que nos Livra das Trevas)
Repita mentalmente cada vez que respirar.

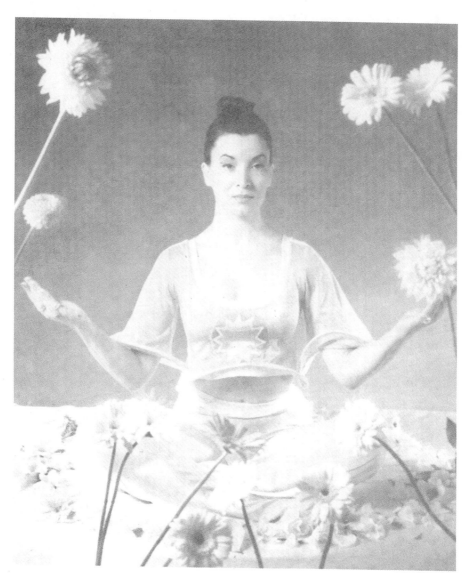

Sente-se com as costas eretas. Dobre os cotovelos e abra os braços, levantando as mãos até a altura do coração. Seus braços e torso formarão dois VV. Deixe as palmas viradas para cima, em direção ao céu, com os dedos bem unidos. Concentre-se no Terceiro Olho e sinta o fluxo da energia entrar em você através de suas mãos. Relaxe e procure sentir a profundidade da paz. RESPIRAÇÃO: LONGA, PROFUNDA E CONTROLADA.

Mudra para a Confiança

Sem confiança, não há relacionamento que possa durar. Mas primeiro precisamos ter confiança e fé em nós mesmos, em nosso espírito e na imensa sabedoria do Universo. Você tem confiança em si mesmo? E fé? Todos nós estamos ligados ao Espírito Divino, força criadora suprema, que nos cerca e nos preenche. Jamais estamos sós e jamais somos esquecidos. A autoconfiança e a confiança no espiritual o ajudarão a atrair pessoas e relacionamentos em que você tenha fé. O poder da vitória sempre está em você mesmo. É em você que tudo começa.

Esta mudra o ajudará a cultivar a confiança, a fé e o equilíbrio espiritual, permitindo-lhe enfrentar qualquer desafio e ver Deus em cada aspecto de sua vida.

Chakra: Coroa — 7
Cor: Violeta
Mantra: HAR HAR HAR WAHE GURU
(A Criação Divina, Sua Sabedoria e Seu Poder Supremo)
Repita mentalmente cada vez que respirar.

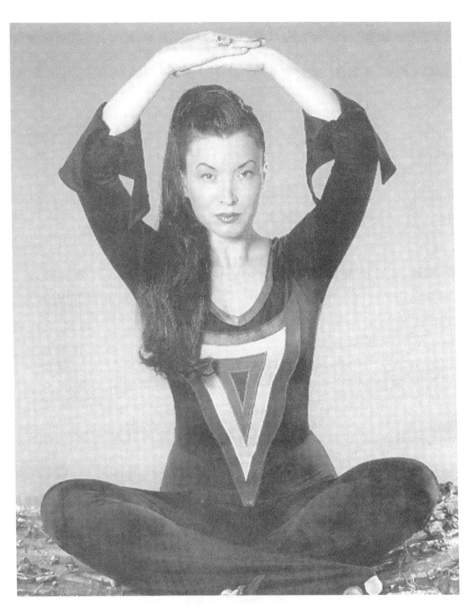

Sentado com as costas eretas, faça um círculo com os braços arqueados sobre a cabeça. As palmas das mãos devem estar voltadas para baixo. As mulheres devem colocar a palma da mão direita sobre a esquerda e os homens, ao contrário. Pressione levemente as pontas dos polegares uma contra a outra, mantenha as costas eretas e visualize um círculo energético envolvendo-o e protegendo-o. RESPIRAÇÃO: CURTA, RÁPIDO ALENTO DE FOGO, CONCENTRANDO-SE NO UMBIGO. Continue praticando a mudra por alguns minutos; depois relaxe e fique imóvel.

Mudra para a Integridade Interior

Todos nós nos deparamos com provações que põem nosso caráter à prova. Entretanto, mesmo quando temos o impulso de reagir emocionalmente a uma determinada situação, devemos agir conforme manda a inteligência e a racionalidade. Preservando nossa integridade, poderemos poupar a nós mesmos e a todos aqueles que amamos de muita tristeza, arrependimento e sofrimento desnecessário.

Ao ver-se diante de um desafio como esse, pare um pouco e tente ser você mesmo, praticando esta poderosa mudra. Você perceberá a mudança, no coração e na mente.

Esta mudra reforçará sua capacidade de manter a presença de espírito e a integridade interior, permitindo-lhe reações e opções adequadas mesmo quando sob stress.

Chakras: Garganta — 5
Terceiro Olho — 6

Cores: Azul, índigo

Mantra: SAT NAM
(A Verdade é o Nome de Deus, Uno em Espírito)
Repita mentalmente cada vez que respirar.

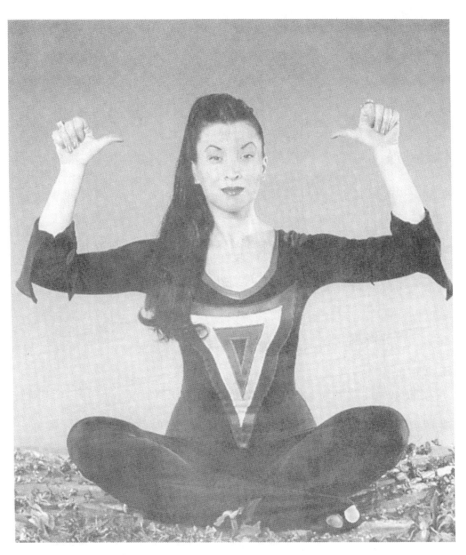

Sentê-se com as costas eretas e os antebraços levantados, paralelos ao chão. Os cotovelos devem permanecer dobrados, de modo que os braços fiquem perpendiculares aos antebraços. Com as mãos na altura das orelhas e as palmas voltadas para a frente, dobre os dedos até tocá-las. Estique os polegares, apontando-os em direção às têmporas. Pratique por pelo menos três minutos e depois relaxe.
RESPIRAÇÃO: CURTA, RÁPIDO ALENTO DE FOGO, CONCENTRANDO-SE NO UMBIGO.

Mudra para Evocar a Força Interior

Todos possuímos imensas reservas de sabedoria e força interior. Dentro dessa compreensão inata é que estão as respostas e soluções para todos os nossos problemas. A prática desta mudra lhe permitirá utilizar esse manancial de força interior e entrar em contato com a força universal e eterna que você tem dentro de si.

Ao colocar as mãos diante do peito nas posições indicadas, você estará ativando os centros que guardam a força do Terceiro e Quarto Chakras, o que o fortalecerá e lhe infundirá coragem.

Chakras: Plexo solar — 3
Coração — 4
Cores: Amarelo, verde

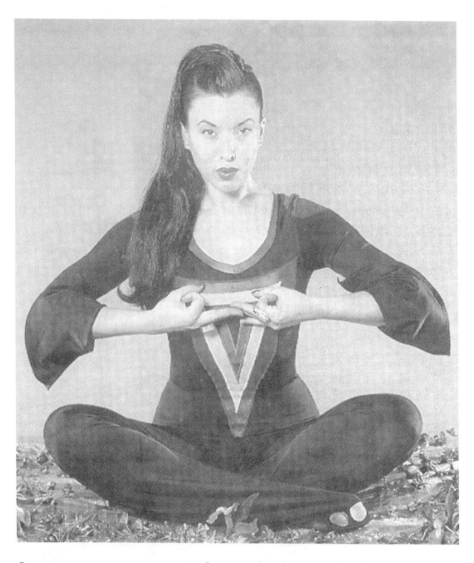

Sente-se com as costas eretas. Dobre os indicadores e, sobre eles, os polegares. Estique os outros dedos. A mão direita deve ficar ligeiramente abaixo da esquerda, permitindo que as pontas dos dedos mais longos se toquem. Coloque as mãos diante do peito, com os cotovelos apontando para os lados, de forma que os antebraços e as mãos formem linhas paralelas ao chão. RESPIRAÇÃO: INSPIRE QUATRO VEZES PELO NARIZ. FORME UM "O" COM OS LÁBIOS E EXPIRE COM UM ASSOVIO. Continue por três minutos; depois relaxe e sinta a força acumulada em você.

Mudra para a Sabedoria

Podemos recorrer à sabedoria divina que existe dentro de nós desanuviando a mente, concentrando-nos e praticando esta antiga mudra. Ela o ajudará a resolver os conflitos pelos quais porventura você esteja passando, pois lhe permitirá vislumbrar para além de seus problemas individuais, percebendo o panorama geral e apreendendo o significado maior de qualquer situação. Essa perspectiva mais ampla lhe possibilitará ajudar não apenas a você como também aos outros. Esta mudra é bastante eficaz, mas precisa ser praticada com muita dedicação. Pratique-a diariamente por três semanas e será capaz de perceber mais facilmente as respostas para suas perguntas e o objetivo que está por trás dos desafios que surgem em sua vida.

Esta mudra estimula os nervos e a mente, facilitando-lhe o acesso à sabedoria e ao conhecimento superiores.

Chakra: Terceiro Olho — 6
Cor: Índigo

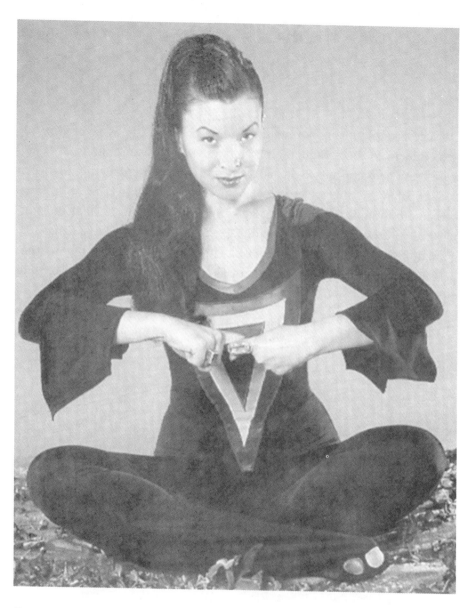

Sente-se com as costas eretas. Dobre os polegares sobre as palmas e, sobre estes, os dedos médio, anular e mínimo, mantendo os indicadores esticados. Deixe os ombros relaxados, mas levante os cotovelos abrindo-os para os lados. Coloque as mãos diante do peito e prenda os dois indicadores um no outro. A palma direita deve estar voltada para o chão e a esquerda, para o seu peito. Mantenha os antebraços paralelos ao chão. RESPIRAÇÃO: LONGA, PROFUNDA E LENTA. Mantenha a posição por três a onze minutos; depois, relaxe e fique em silêncio.

Mudra para a Delicadeza

Às vezes, simplesmente porque são a hora e o lugar errados, somos grosseiros e indelicados com aqueles de quem estamos mais próximos. Podemos reagir sem pensar e, apesar de não traduzirem nossas verdadeiras intenções, nossas palavras e atos talvez os magoem muito. Se não tivermos sido tratados com tranqüilidade e delicadeza quando éramos crianças, podemos tornar-nos adultos que sentem dificuldade em ser gentis. Porém, a delicadeza é um dos maiores dons que pode haver. Cultivando-a, conseguiremos atrair pessoas igualmente delicadas e generosas, atingindo maior satisfação e felicidade na vida.

Esta mudra promoverá o equilíbrio do campo eletromagnético do cérebro, proporcionando-lhe tranqüilidade e delicadeza.

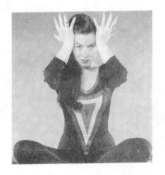 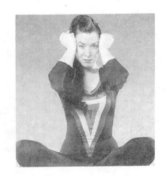

Chakras: Garganta — 5
Coroa — 7

Cores: Violeta, azul

Mantra: HARI ONG HARI ONG TAT SAT
(Deus em Ação, a Suprema Verdade)
Repita mentalmente cada vez que respirar.

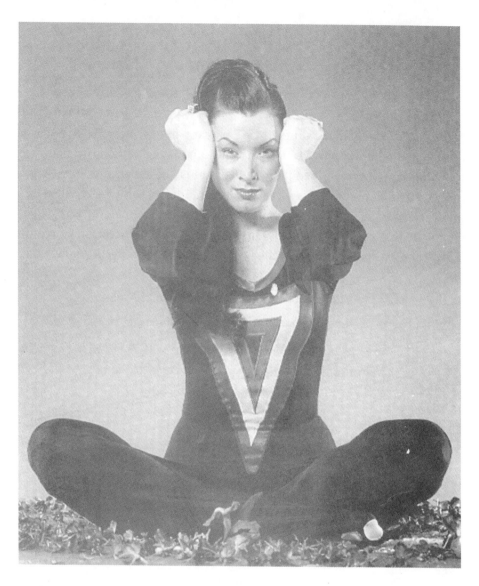

Sente-se com as costas eretas. Feche os punhos e coloque um de cada lado da cabeça. Comprima-os levemente contra as têmporas e então abra bem os dedos. Feche os olhos e torne a fechar os punhos, pressionando-os novamente contra as têmporas. RESPIRAÇÃO: LONGA, PROFUNDA E LENTA. Pratique alguns minutos, relaxe e permaneça em silêncio.

Mudra para Desenvolver a Meditação

Certas pessoas têm muita dificuldade em ficar paradas, mesmo que por apenas alguns segundos. Todos nós em algum momento achamos difícil ficar sentados em silêncio. A meditação é apenas uma questão de disciplina e prática. Para atingir o bem-estar, é essencial aprender a acalmar a mente e meditar mesmo que só por três minutos. Sua vida mudará para melhor se você meditar cada dia um pouco. Quanto antes você começar, mais rápido observará seus maravilhosos efeitos em todas as áreas e níveis de sua vida.

*Esta é uma meditação para quem não consegue meditar.
Ela proporcionará tranqüilidade e poder de concentração mesmo às mentes mais rebeldes ou dispersivas. O mantra o ajudará a concentrar-se na força universal que há dentro de cada um de nós,
"a pulsação da vida".*

Chakra: Todos os chakras
Cores: Todas as cores
Mantra: SAT NAM
(A Verdade é o Nome de Deus, Uno em Espírito)
Repita mentalmente cada pulsação.

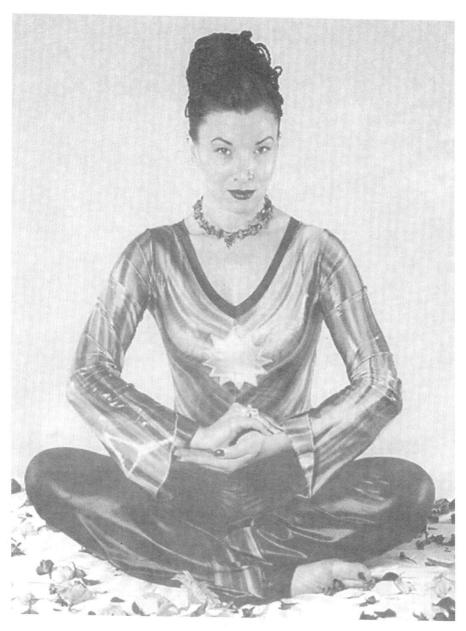

Sente-se com as costas eretas. À exceção do polegar, junte os dedos da mão direita sobre o pulso esquerdo. Pressione-os levemente a fim de poder sentir a pulsação na ponta de cada um deles. As palmas das mãos devem ficar juntas. Feche os olhos e concentre-se no centro do Terceiro Olho. RESPIRAÇÃO: LONGA, PROFUNDA E LENTA. Pratique esta mudra todos os dias, durante três minutos, ao longo de uma semana.

Mudra para a Orientação

O conhecimento e a sabedoria espiritual são dons que todos neste mundo possuem. As respostas para suas perguntas estão em seu coração, disponíveis sempre que você quiser, vinte e quatro horas por dia (inclusive nos fins de semana), sem necessidade de reserva, lista de espera ou pagamento. O mais importante é você mesmo — a única coisa que precisa fazer é acalmar-se, concentrar-se, relaxar e usar esta mudra como chave para abrir essa porta. Peça e receberá.

Você recebe energia e bênçãos através das palmas das mãos. Observando-as, você estará enviando o poder da cura para sua própria mente e chegando cada vez mais perto da orientação.

Chakra: Coroa
Cor: Violeta

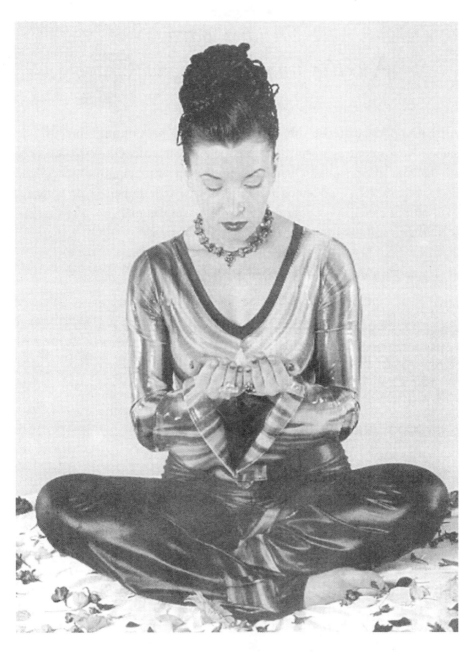

Sente-se com as costas eretas. Junte as mãos diante do peito, palmas voltadas para o céu formando uma concha. Empurre um dedo mínimo contra o outro, deixe formar-se uma fresta entre eles e fixe os olhos na ponta do nariz, em direção às palmas. RESPIRAÇÃO: LONGA, PROFUNDA E LENTA SOBRE AS PALMAS DAS MÃOS.

Mudra para Auxílio numa Situação Grave

A tristeza pode abater-se sobre nós de uma hora para outra. É preciso que saibamos nos controlar espiritual, mental e fisicamente. O coração é o centro da emoção e do amor. Quando vivemos uma situação muito triste — de cortar o coração —, podemos até sentir dor na área do peito e do coração. Esta mudra canaliza o poder de cura que existe nas mãos para recarregar, fortalecer e equilibrar o coração e todo o organismo.

Esta mudra simples e antiga o ajudará a resolver qualquer problema que você tenha, por mais grave que seja.

Chakra: Coração — 4
Cor: Verde
Mantra: HUMEE HUM, BRAHAM HUM, BRAHAM HUM
(O Recurso ao Seu Eu Infinito)
Repita mentalmente cada vez que respirar.

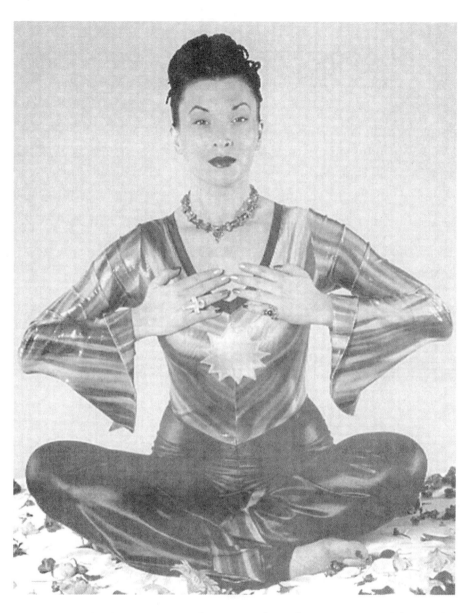

*Sente-se com as costas eretas. Coloque as **palmas das** mãos acima do peito, dedos simetricamente alinhados, cotovelos **voltados para fora**. As mãos devem estar relaxadas e os dedos, esticados. Esta é uma posição muito confortável, pois não coloca nenhuma tensão sobre os braços e as mãos. RESPIRAÇÃO: LONGA, PROFUNDA E LENTA. Repita algumas vezes e observe como a paz e a tranqüilidade o envolvem cada vez mais.*

Mudra para Grandes Introvisões

Quando estiver em dúvida quanto ao que fazer ou como resolver um problema e quando estiver se sentindo confuso ou só, lembre-se de que você *pode* achar em si mesmo a resposta — basta respirar profundamente, acalmar-se e concentrar-se. Com a ajuda desta mudra, você obterá a luz de que precisa. Com a prática, você ficará com a intuição tão aguçada que poderá usá-la não apenas para você como também para ajudar outras pessoas a atingirem o mesmo. Em nossa alma estão todos os instrumentos de que necessitamos.

Esta mudra coordena ambos os hemisférios cerebrais, estimulando os centros de introvisão.

Chakra: Terceiro Olho — 6
Cor: Índigo

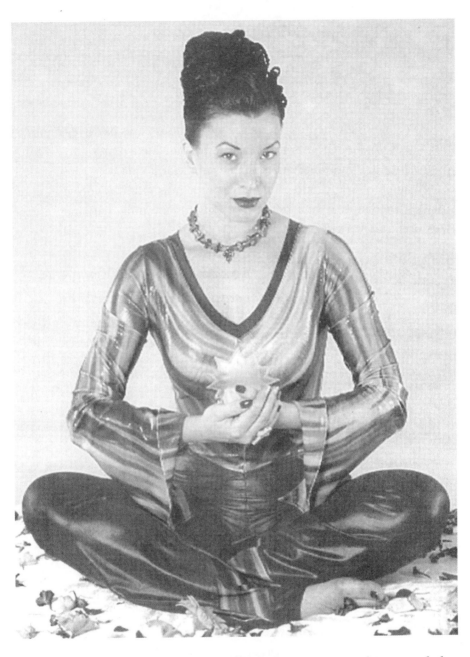

Sente-se com as costas eretas e os cotovelos abertos, apontando para os lados. Levante as mãos e junte-as acima do umbigo. O dorso da mão esquerda deve repousar sobre a palma da direita e os polegares devem estar cruzados, o esquerdo sobre o direito. Concentre-se no centro do Terceiro Olho. RESPIRAÇÃO LONGA, PROFUNDA E LENTA.

Mudra para o Contentamento

Todos nós temos momentos de tristeza — só que às vezes os carregamos conosco mais do que o necessário. Viver no passado afeta o presente e o futuro; portanto, é importante que saibamos apreciar a vida com serenidade e contentamento. Praticando esta mudra por alguns minutos você obterá resultados imediatos. E se a praticar por alguns minutos diariamente você transformará a sua vida.

Esta mudra o fará sentir-se protegido e satisfeito. Os pontos de contato entre as pontas dos dedos redirecionam e equilibram a energia do organismo, reforçando a capacidade de conviver com o seu eu superior.

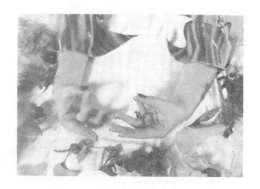

Chakra: Plexo solar — 3
Cor: Amarelo
Mantra: SARE SA SA SARE
SA SA SARE HARE HAR
(Deus é Infinito em Sua Criatividade)
Repita mentalmente cada vez que respirar.

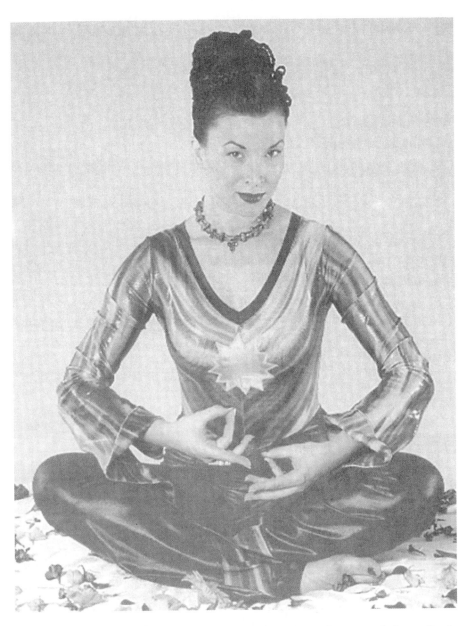

Sente-se com as costas eretas. Faça um círculo com o polegar e o dedo médio da mão direita e outro com o polegar e o dedo mínimo da esquerda. Mantenha os demais dedos relaxados. Coloque as mãos afastadas alguns centímetros uma da outra diante da área do umbigo. Os homens devem usar as mãos opostas para realizar esses mesmos gestos. RESPIRAÇÃO: LONGA, PROFUNDA E LENTA. Medite por alguns minutos; em seguida, feche ambos os punhos e relaxe.

Mudra para a Prosperidade

Você tem direito à prosperidade física, emocional e material. Como atingi-la? Primeiro, determine claramente uma meta e uma intenção. Veja-se cumprindo-as e vivendo tudo aquilo que sonhou. Depois, com esta mudra que o libertará de qualquer bloqueio de energia, seja mental ou emocional, você precisará apenas traçar um plano de ação prático e realista.

Pratique esta mudra durante onze minutos a cada dia durante quatro semanas e veja o que acontece. Seu caminho se abrirá e seus esforços serão recompensados.

Com os movimentos exigidos por essas posições, você receberá o poder da cura através das palmas de suas mãos. Ao praticar esta mudra entoando "Har", você não poderá fazer outra coisa senão manifestar a prosperidade.

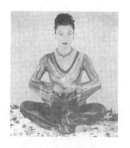 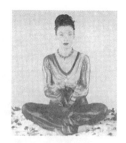

Chakras: Base da coluna — 1
Órgãos reprodutores — 2
Plexo solar — 3
Cores: Vermelho, laranja, amarelo
Mantra: HAR HAR
(Deus, Deus).
Repita em voz alta cada vez que expirar, concentrando sua energia no umbigo.

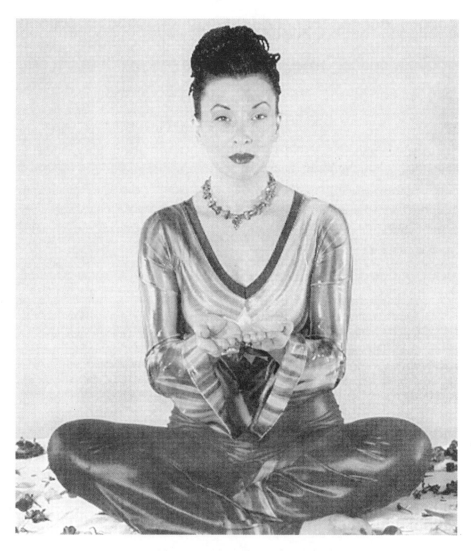

Sente-se com as costas eretas e junte as laterais dos indicadores, com os polegares escondidos por baixo das palmas das mãos voltadas para o chão. Pressione firmemente os lados dos indicadores um contra o outro e mantenha-os assim por um instante. Em seguida, vire as mãos ao contrário, de modo que as palmas fiquem voltadas para o céu por um instante, tocando-se pelas laterais dos dedos mínimos. Em seguida, vire-as novamente em direção ao chão, sempre mantendo as laterais das mãos em contato. A cada vez que inverter a posição das mãos, repita o mantra "Har". Continue por, no mínimo, três e, no máximo, onze minutos. RESPIRAÇÃO: CURTA E RÁPIDA A CADA MUDANÇA DE POSIÇÃO DA MÃO. RESPIRE DESDE O UMBIGO E REPITA O MANTRA.

Mudra para uma Consciência Superior

A consciência superior é o objetivo supremo da vida. Todos nós desejamos ser capazes de manter a calma e a concentração em meio às tormentas do dia-a-dia, quando todos perdem a cabeça. Todas as respostas estão dentro de nós, disponíveis sempre que quisermos. Mas para ter acesso a essa força interior, é preciso prática e disciplina. Só depende de você. Toda vez que perguntar com sinceridade, você encontrará a resposta de que precisa. Qual era, você já sabia o tempo todo.

Esta mudra o ajudará a atingir a consciência superior, através do aprofundamento da intuição e do aumento da energia espiritual. Isso lhe permitirá compreender o objetivo que está por trás de cada fato e de cada desafio do dia-a-dia.

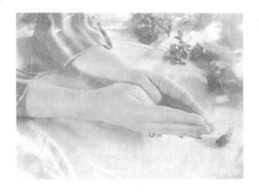

Chakras: Plexo solar — 3
Coroa — 7

Cores: Amarelo e violeta

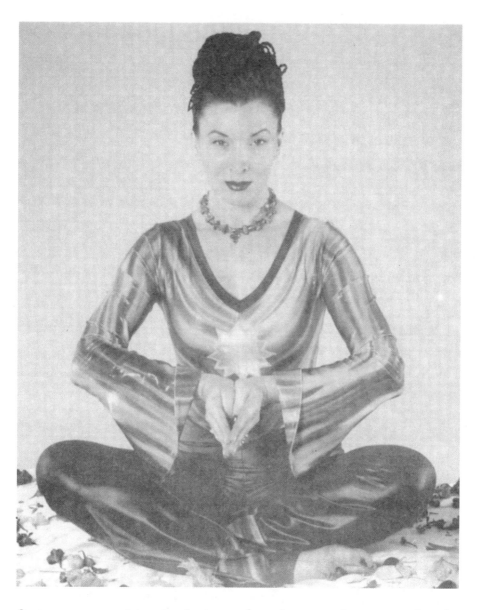

Sente-se com as costas eretas. Junte as palmas das mãos, abra os cotovelos e levante os braços para que as mãos fiquem diante do coração, com os dedos apontando para a frente. Cada polegar deve ficar sobre a "almofadinha" da base do dedo mínimo da mesma mão. Junte as palmas, deixando o polegar direito repousar sobre o esquerdo. As mãos devem ficar bem juntas em sua parte inferior. Mantenha-as a alguns centímetros do corpo. RESPIRAÇÃO: LONGA, PROFUNDA E LENTA. Repita durante alguns minutos, a seu critério. Relaxe e aproveite.

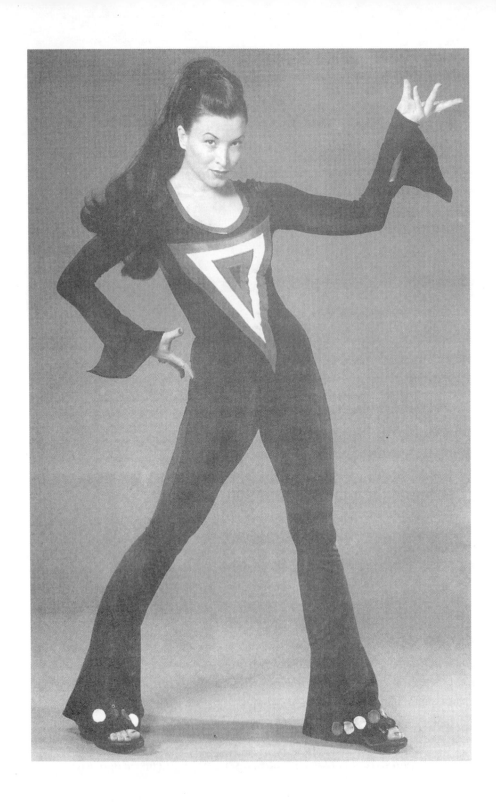

Parte 2

O Corpo

*O seu corpo é o seu templo...
Cuide dele com carinho.*

Este capítulo lhe oferece 15 mudras que lhe permitirão acalmar, curar e re-energizar o seu corpo — essa criação sensível e maravilhosa, que precisa de cuidado, carinho, alimentação adequada e exercícios. Aprecie, ame, respeite e celebre o seu corpo. Com a prática diária destas mudras, você aprenderá a equilibrar a energia sexual, evitar o envelhecimento e o *stress*, abandonar os vícios, relaxar fisicamente e recarregar a energia do seu corpo.

Você pode optar por praticar só uma mudra a cada dia, ou tantas quantas quiser, até se sentir cheio de energia, relaxado e equilibrado. Tenha paciência e cultive o amor a si mesmo. Veja-se com um corpo saudável e vibrante.

Mudra para Retardar o Envelhecimento

Todos nós queremos ter uma aparência jovem e saudável. Embora o processo de envelhecimento seja uma parte natural da vida, é possível preservar e proteger o corpo, não importa qual a sua idade. Embora um estilo de vida saudável, exercícios físicos e uma alimentação adequada sejam essenciais, o ingrediente mais importante na receita contra o envelhecimento está no estado de espírito apropriado. Com esta mudra, você poderá purificar o seu organismo, reverter o processo de envelhecimento e aprender a desfrutar da sabedoria e da experiência adquiridas com o tempo.

Além de purificar e iluminar sua aura, esta mudra, juntamente com a técnica de respiração, irá rejuvenescer suas células, deixando seu rosto radiante e evitando o envelhecimento.

Chakras: Base da coluna — 1
Órgãos reprodutores — 2
Mantra: EK ONG KAR SA TA NA MA
(Um Criador da Infinitude, Nascimento, Morte e Renascimento)
Repita mentalmente cada vez que respirar.

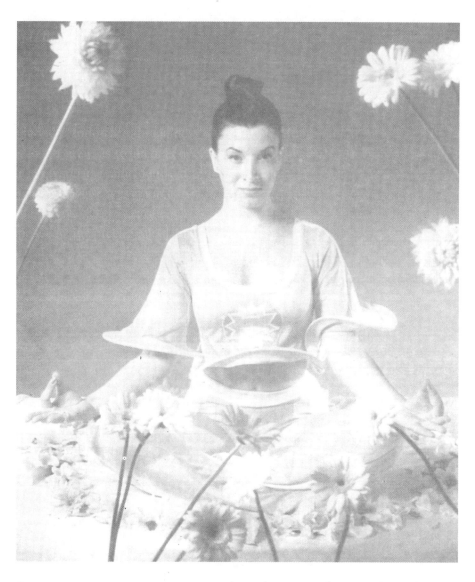

Sente-se com as costas eretas. Apóie o dorso das mãos sobre os joelhos e faça círculos ligando os polegares aos indicadores. Estique os demais dedos. RESPIRAÇÃO: CURTA, RÁPIDO ALENTO DE FOGO, CONCENTRANDO NO UMBIGO. A RESPIRAÇÃO DEVE SER TÃO FORTE QUE O FAÇA "DANÇAR COM O UMBIGO". Pratique por no mínimo três minutos e relaxe.

Mudra para Fortalecer os Nervos

Sim, você *pode* aprender a ficar calmo e centrado sempre, mesmo durante as épocas mais difíceis e conturbadas. Você sentirá imediatamente a força desta mudra, como se estivesse conectando duas correntes de energia. No entanto, seus efeitos tranqüilizadores e relaxantes manterão os seus nervos em excelente condição.

Esta mudra irá fortalecer seus nervos. Comprimindo o dedo médio, você estará propiciando o controle emocional. Quando comprimido, o dedo mínimo ativa a tranqüilidade interior. Já que os lados feminino e masculino são opostos no corpo do homem e da mulher, a pose deve ser invertida para os homens.

Chakras: Plexo solar — 3
Coração — 4
Cores: Amarelo, verde

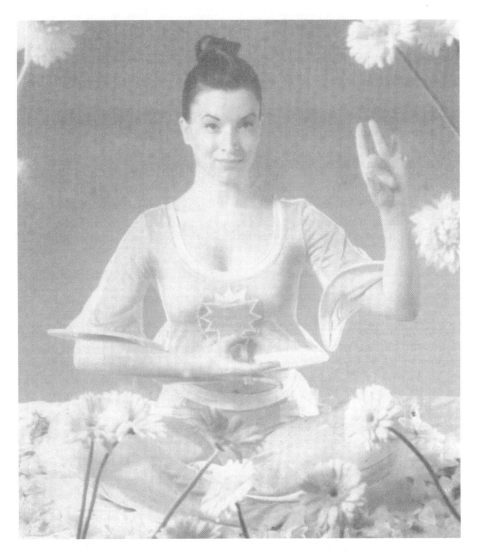

Sente-se com as costas eretas e levante a mão esquerda, com a palma voltada para fora, até a altura da orelha. Faça um círculo com o polegar e o dedo médio, esticando os demais dedos. A mão direita deve ficar diante do plexo solar. A palma deve estar virada para o céu, e o polegar e o dedo mínimo devem se tocar. Os outros dedos ficam esticados. A posição das mãos deve ser invertida no caso dos homens: a mão direita — com o polegar e o dedo médio formando um círculo — fica levantada até o nível da orelha, e a esquerda — com o polegar em contato com o dedo mínimo —, diante do plexo solar. RESPIRAÇÃO: INSPIRE EM QUATRO TEMPOS E EXPIRE COM FORÇA DE UMA SÓ VEZ. Continue por alguns minutos.

Mudra para Proteger a Saúde

Além de uma alimentação adequada, de hábitos de higiene e da prática regular de exercícios, você pode preservar e proteger a sua saúde praticando esta mudra antiga e eficaz. Fazendo-a diariamente ao longo dos anos, você obterá diversos benefícios.

Esta mudra equilibra a distribuição de glóbulos brancos e vermelhos no sangue e protege a sua saúde geral.

Chakras: Todos os chakras
Cores: Todas as cores

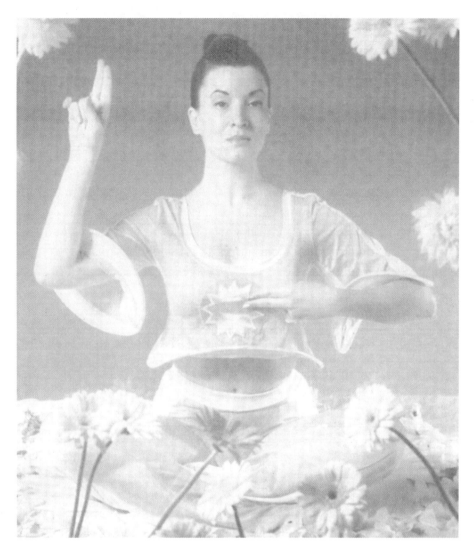

Sente-se com as costas eretas. Dobre o cotovelo direito e levante a mão para o lado, como se estivesse proferindo um juramento. Mantenha o indicador e o dedo médio juntos e bem esticados, apontando para cima. Dobre o anular e o dedo mínimo sobre a palma da mão e prenda-os com o polegar. Mantenha a mão esquerda na mesma postura, mas com a palma voltada para o peito e os dois dedos esticados tocando o coração. Quanto mais esticados os dedos, mais forte o campo eletromagnético ao seu redor. RESPIRAÇÃO: INSPIRE DURANTE VINTE SEGUNDOS, PRENDA A RESPIRAÇÃO POR VINTE SEGUNDOS E EXPIRE EM VINTE SEGUNDOS. Puxe o umbigo para dentro o máximo possível. Continue por alguns minutos antes de relaxar.

Mudra para Prevenir o Stress

Todos estamos sujeitos ao *stress*. Às vezes começamos uma segunda atividade mal havendo terminado a primeira, cuidando de coisas demais e sem tempo suficiente para nos recuperarmos. É importantíssimo dar ao corpo-mente a oportunidade de desacelerar — e isso pode ser atingido praticando esta mudra por alguns minutos, principalmente quando você estiver estressado. Os resultados se farão sentir imediatamente, podendo levá-lo a querer praticar esta mudra todos os dias a fim de criar uma reserva de energia e manter o *stress* a distância.

Esta mudra mantém os nervos em bom estado e permite que o cérebro preserve seu equilíbrio mesmo sob stress.

Chakra: Plexo solar — 3
Cor: Amarelo

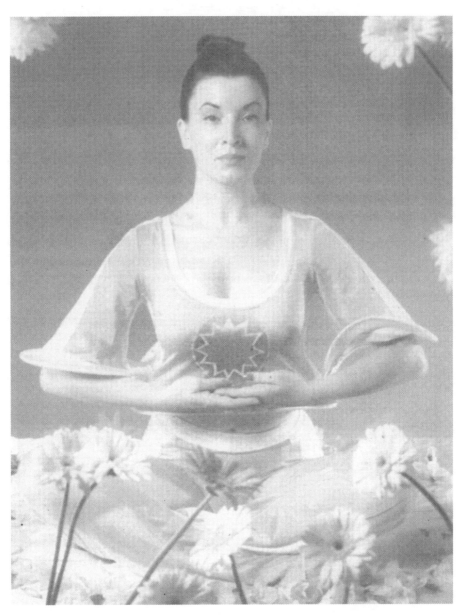

Sente-se com as costas eretas. Relaxe os braços e dobre os cotovelos, colocando os antebraços à frente do corpo, paralelos ao chão. Vire as palmas para cima e junte as mãos diante de você cerca de três centímetros acima do umbigo. Pouse o dorso da mão esquerda sobre a palma da mão direita. Os dedos devem estar unidos e esticados. RESPIRAÇÃO: LONGA, PROFUNDA E LENTA. MANTE-NHA A MENTE LIVRE DE QUALQUER PENSAMENTO. *Repita por três minutos e relaxe.*

Mudra para Coração e Mamas Sadios

O corpo possui um grande poder de curar-se e de proteger-se contra doenças. Ele funciona melhor quando usamos o consciente para ativá-lo, utilizá-lo e fortalecê-lo. As mudras auxiliam o fluxo das correntes elétricas no corpo, mantendo-o saudável e vibrante, repleto de energia curativa.

Além de qualquer prática espiritual e da sintonia com seu próprio corpo, toda mulher deve realizar auto-exames regulares nas mamas. Independentemente disso, esta mudra ajudará o organismo feminino a canalizar energia para purificar os gânglios linfáticos do peito, preservando assim sua saúde.

O músculo coronário está em trabalho constante. Devemos ajudá-lo a recuperar-se e descansar.

Esta mudra irá purificar a área do peito, enchendo-a de energia de cura. A prática diária manterá o coração forte.

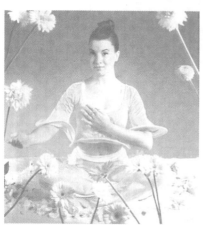 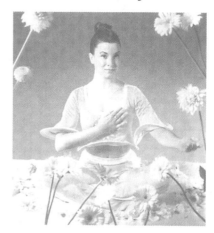

Chakra: Coração — 4
Cor: Verde

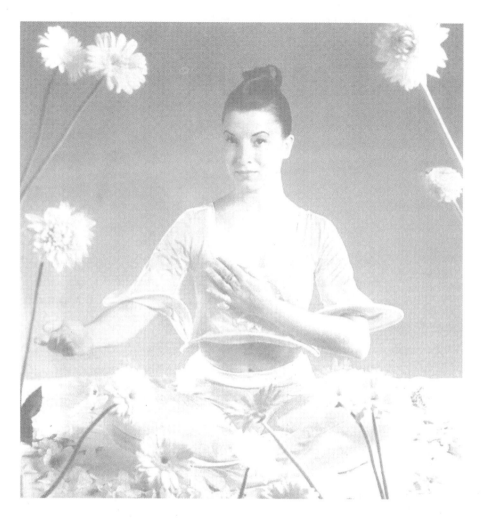

Sente-se numa posição confortável, com as costas eretas. Relaxe os braços deixando-os pender ao longo do corpo com as palmas das mãos voltadas para a frente. Então dobre o cotovelo e levante o antebraço em direção ao centro do coração. Alterne entre os dois braços o mais rápido que puder. Quando a mão direita estiver diante do peito, a esquerda estará à frente do corpo e vice-versa. Não dobre os pulsos nem as mãos e não toque o peito. Continue em ritmo rápido — quatro vezes enquanto inspira e quatro enquanto expira — até sentir calor. Então relaxe alguns minutos. RESPIRAÇÃO: LONGA, PROFUNDA E LENTA.

Mudra para Sentir o seu Corpo Energético

O corpo físico é cercado por um corpo energético invisível conhecido como aura. Com algum treino você conseguirá aprender a perceber esse halo vibrante que o circunda. Ao respirar e praticar esta mudra com concentração, você vai começar a intuir, ver e sentir a energia que passa entre as palmas de suas mãos. A prática regular aumentará sua capacidade.

Posicionando as palmas uma diante da outra, você intensifica o campo energético, podendo assim percebê-lo mais facilmente.

Chakra: Terceiro Olho — 6
Cor: Índigo

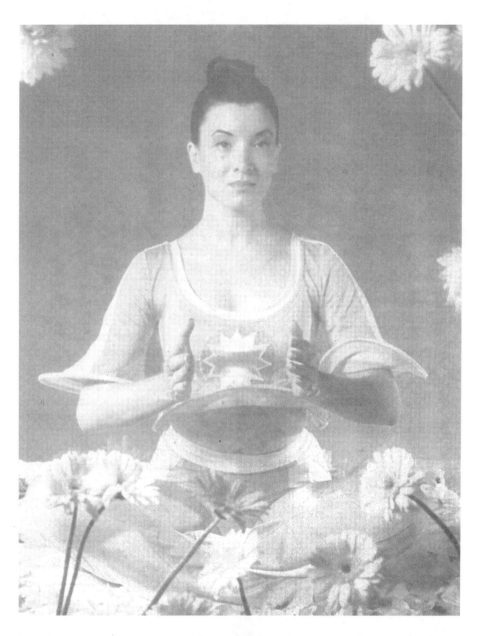

Sente-se com as costas eretas. Coloque as mãos abertas à sua frente de modo que as palmas fiquem uma diante da outra. Os dedos devem estar ligeiramente separados e curvados, com as pontas voltadas para a frente. Respire profunda, longa e lentamente. Mantenha o olhar entre as duas palmas. Enquanto respira, sinta a energia que flui de uma mão para a outra. Após alguns minutos você começará a ver o fluxo de energia. RESPIRAÇÃO: LONGA, PROFUNDA E LENTA.

Mudra para Prevenir a Estafa

Quando você não descansa quanto precisa e merece, você pode colocar em perigo a saúde do corpo-mente, promovendo o vazamento da energia vital. Quando estiver cansado a ponto de achar impossível recuperar-se será chegada a hora de reunir as últimas centelhas de energia para praticar esta mudra. Mesmo que no início seja difícil, três minutos depois você se sentirá rejuvenescido e surpreso com a energia que tem dentro de si.

*A pressão dos dedos estimula as correntes elétricas
e as recarrega com energia vital.*

Chakra: Base da coluna — 1
Órgãos reprodutores — 2
Plexo solar — 3
Cores: Vermelho, laranja, amarelo

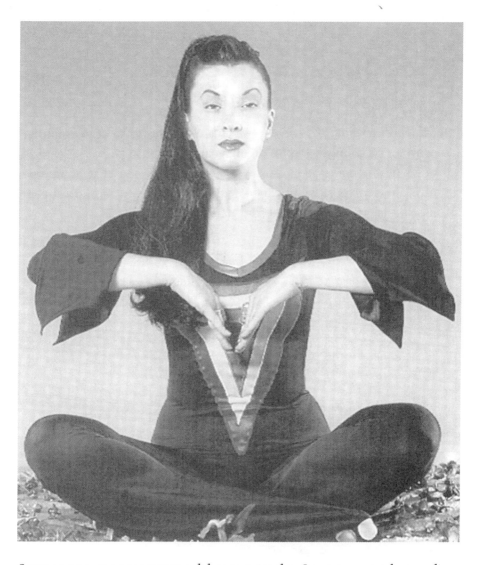

Sente-se com as costas eretas e dobre os cotovelos. Levante os antebraços diante do corpo, paralelos ao chão, com as mãos na altura do coração e as palmas voltadas para baixo. Dobre os polegares transversalmente sobre as palmas das mãos até que suas pontas estejam na base de cada anular. Mantenha os demais dedos unidos e esticados. Coloque os dorsos das mãos um diante do outro e junte apenas as pontas dos dedos. Em seguida, comprima com força as unhas e as pontas dos dedos de cada mão umas contra as outras, sem deixar que as mãos se toquem em sua parte superior. Inspire profundamente e expire todo o ar dos pulmões. RESPIRAÇÃO: LONGA, PROFUNDA E LENTA. Repita algumas vezes e relaxe. Descanse por alguns minutos.

Mudra para a
Cura Depois de um Desastre Natural

Infelizmente, terremotos, enchentes, furacões e outros desastres naturais são ocorrências comuns. Depois de uma calamidade tão grande, as pessoas se sentem desorientadas, confusas, vulneráveis e temerosas. Esta mudra pode surtir um efeito positivo imediato e muito intenso, ajudando-o a superar as seqüelas da crise e realinhar a sua energia com a da Terra.

Esta mudra irá reajustar a relação magnética entre os dois hemisférios do cérebro, ajudando-o a recuperar o equilíbrio emocional.

Chakras: Base da coluna — 1
Plexo solar — 3
Terceiro Olho — 6
Cores: Vermelho, amarelo, índigo
Mantra: HARI ONG TAT SAT
(Deus em Ação, a Verdade Suprema)
Repita mentalmente cada vez que respirar.

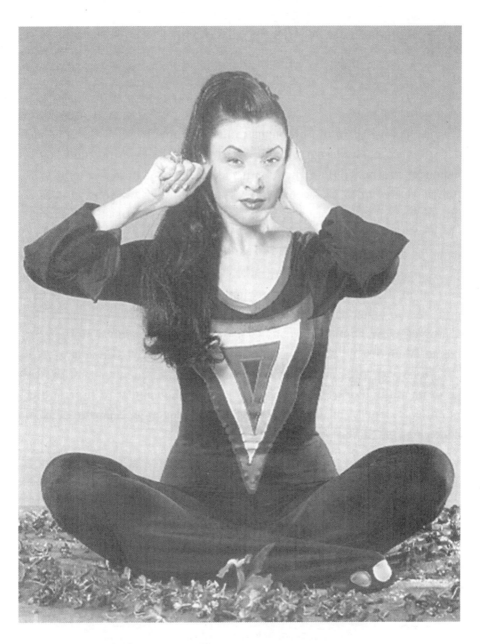

Sente-se com as costas eretas. Forme uma concha curvando ligeiramente a mão esquerda e coloque-a sobre a orelha esquerda, mantendo o antebraço esquerdo paralelo ao chão. Feche o punho direito, estire o braço ao longo do corpo e então dobre o cotovelo até o polegar ficar na altura da orelha direita, mantendo a palma afastada do rosto. RESPIRAÇÃO: LONGA, PROFUNDA E LENTA. Continue por alguns minutos e relaxe.

Mudra para Abandonar Vícios e Dependências

Os vícios constituem um problema muito comum. Todas as dependências decorrem do nosso desejo de fugir à responsabilidade por nós mesmos. As dependências podem fazer-nos sentir menos sós, mas impedem-nos de enfrentar certos problemas e situações. Tentamos interferir sobre nossas inquietações e insatisfações através de substâncias que causam dependência ou criam relacionamentos vazios que desviam nossa atenção de nossos verdadeiros problemas.

Para superar uma dependência é preciso primeiro superar o medo que há por trás dela. Você precisa acreditar, com toda a sinceridade, que nada pode ser tão mau quanto você receia. Recorrendo a medicamentos, cafeína, álcool, cigarros, comida ou maus relacionamentos você só vai piorar o problema. Além disso, vai adiar a realização de seus objetivos de vida.

Você pode superar qualquer dependência; basta querer. A prática regular desta mudra por três minutos três vezes ao dia o ajudará a superar qualquer dependência em um mês. Liberte-se das dependências e dos vícios e comece a amar a você mesmo desde já.

Esta mudra não age apenas sobre os vícios físicos mas também sobre vícios e dependências emocionais. A pressão dos polegares sobre as têmporas desencadeia a corrente de um reflexo rítmico sobre o cérebro, equilibrando as energias que levam às dependências.

Chakras: Base da coluna — 1
Órgãos reprodutores — 2
Plexo solar — 3
Coração — 4
Garganta — 5
Cores: Vermelho, laranja, amarelo, verde e azul

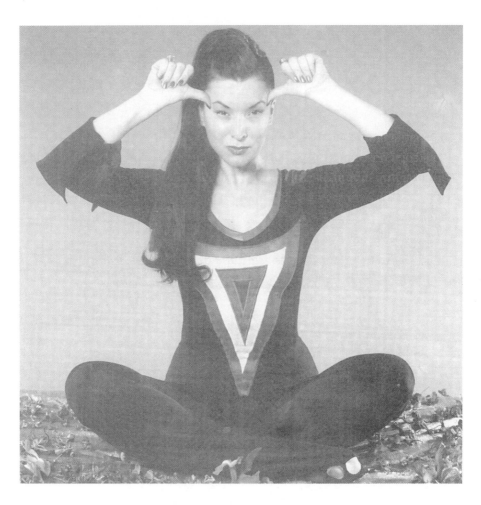

Sente-se com as costas eretas. Procure manter uma boa postura, principalmente na região lombar. Feche os punhos e estique os polegares para fora. Comprima-os contra as têmporas, no ponto onde há uma leve depressão. Cerre os dentes, trave os molares posteriores e mantenha os lábios fechados. Faça os músculos da mandíbula vibrarem variando o grau da pressão sobre os molares. Você perceberá um músculo mexendo-se ritmadamente sob os polegares, massageando-os. Concentre-se no centro do Terceiro Olho enquanto mantém os polegares firmemente comprimidos contra as têmporas por, no mínimo, três e, no máximo, onze minutos. Agora relaxe os braços e deixe-os pender ao longo do corpo, juntando os polegares e indicadores até formar um círculo. Mantenha a postura e relaxe. RESPIRAÇÃO: CURTA, RÁPIDO ALENTO DE FOGO, CONCENTRANDO-SE NO UMBIGO.

Mudra para a Cura dos Males de Amor

Quando alguém nos parte o coração, parece que a dor nunca vai acabar. No início, a tristeza parece insuportável, mas com o tempo acabamos compreendendo por que tivemos de passar por essa experiência. Independentemente das razões, com esta bela mudra podemos curar mais depressa a dor que o coração está sentindo.

*Esta mudra é muito relaxante e boa para os nervos.
Ela irá acalmar e curar o coração que sofre.*

Chakras: Coração — 4
Garganta — 5
Terceiro Olho — 6
Cores: Verde, azul, índigo
Mantra: HUMME HUM HUM BRAHAM
(O Recurso ao Seu Eu Infinito)
Repita mentalmente cada vez que respirar.

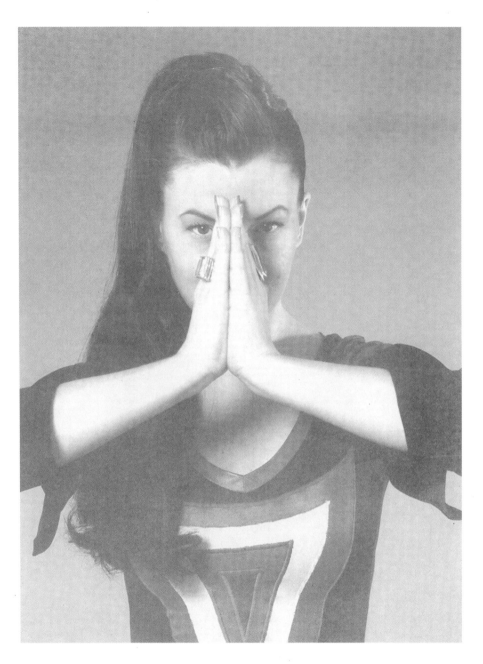

Sente-se com as costas eretas. Junte as palmas das mãos, colocando a ponta dos indicadores na altura do centro do Terceiro Olho. Os braços devem estar na horizontal, com os cotovelos abertos para os lados. Mantenha esta mudra por três minutos no mínimo. RESPIRAÇÃO: LONGA, PROFUNDA E LENTA ATRAVÉS DAS PALMAS DAS MÃOS, COMO SE VOCÊ ESTIVESSE BEBENDO ÁGUA.

Mudra para Eliminar o Cansaço

Quando o cansaço e o esgotamento quiserem vencê-lo, pratique esta simples mudra. Reserve alguns momentos para você mesmo, acalme-se e respire — você logo se sentirá melhor.

Esta meditação trará a cura, aumentando a sua energia e aprofundando a sua intuição.

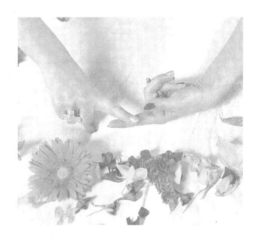

Chakras: Plexo solar — 3
Coração — 4
Cores: Amarelo, verde

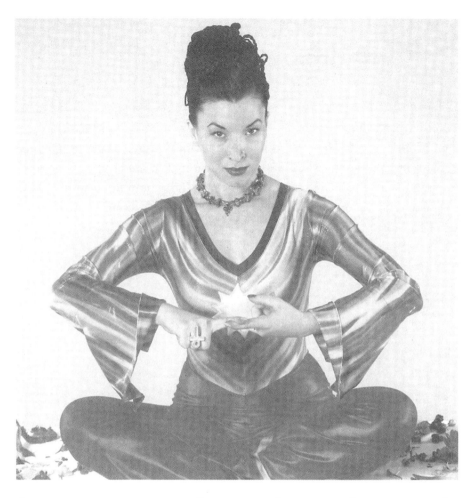

Sente-se com as costas eretas. Abra os cotovelos e mantenha as mãos niveladas diante do plexo solar, com os punhos fechados, exceto pelos indicadores, que devem ficar esticados. Vire a palma direita para baixo e a esquerda para cima e ponha o indicador direito sobre o indicador esquerdo. Esses dedos estarão se cruzando exatamente no meio da falange média, de modo a promover o contato especial de um meridiano. RESPIRAÇÃO: INSPIRE LONGA, PROFUNDA E LENTAMENTE PELO NARIZ E EXPIRE CONTRAINDO A BOCA DEVAGAR, COM FORÇA, EM DIREÇÃO ÀS PONTAS DOS INDICADORES. Medite sobre a sensação provocada pelo seu hálito sobre os dedos e continue por alguns minutos.

Mudra para Manter a Dieta

A verdadeira beleza vem de dentro para fora. Cada um de nós possui sua beleza própria, a qual depende diretamente daquilo que comemos. Quando consumimos alimentos saudáveis, nossa aparência é saudável e exuberante. Se você gosta de comer alimentos não-saudáveis, esta mudra o ajudará a domar o apetite e a manter-se na dieta, sentindo-se, ao mesmo tempo, cheio de energia.

Esta mudra aumentará seu campo eletromagnético e lhe permitirá absorver as energias do Universo. Assim, você conseguirá facilmente manter o corpo com uma menor quantidade de comida.

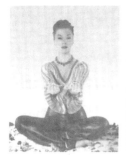 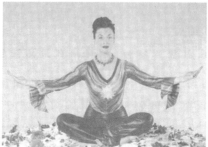 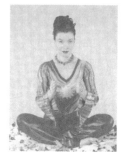

Chakras: Base da coluna — 1
Plexo solar — 3
Coroa — 7
Cores: Vermelho, amarelo, violeta

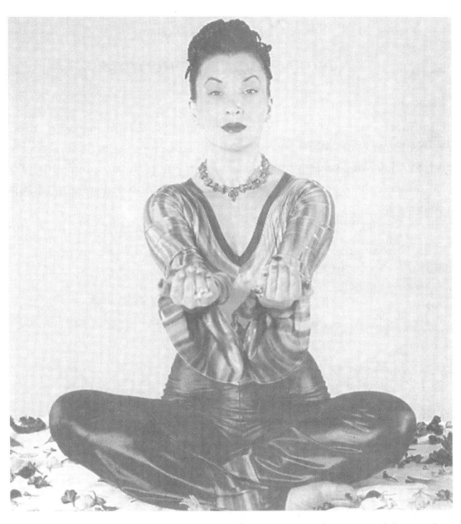

Sente-se com as costas eretas e estique os braços para a frente, paralelos ao chão e com as palmas das mãos para cima, levemente curvadas em concha. Abra os braços o máximo possível, bem lentamente, mantendo-os paralelos ao chão e com as palmas viradas para cima. Então traga-os lentamente de volta à posição inicial, de modo que os lados das mãos estejam quase se tocando à sua frente. Repita. Sinta a energia descendo do Chakra da Coroa em direção às palmas das mãos. À medida que as vai aproximando, sinta a atração entre elas, mas não deixe que se toquem. Assim, você estará propiciando o acúmulo de energia em seu organismo. Continue por três minutos no mínimo. Ao terminar, relaxe as mãos colocando-as diante do peito, com os cotovelos dobrados e as palmas de frente uma para a outra. Mantenha-as afastadas cerca de oito centímetros e visualize uma bola de energia entre elas. Continue por mais alguns minutos e relaxe. RESPIRAÇÃO: LONGA, PROFUNDA E LENTA.

Mudra para Recarregar as Energias

Todos precisamos aprender a recarregar as energias e rejuvenescer o corpo e a mente para conseguir dar conta das exigências pessoais e profissionais do dia-a-dia. Você pode praticar esta mudra em qualquer momento e em praticamente qualquer lugar. Após apenas alguns minutos você já vai sentir a diferença.

Esta mudra acumula energias no organismo e aumenta a capacidade de lidar com as tarefas e desafios diários. Nela as mãos irão ativar e recarregar o principal canal de energia da coluna, enchendo-o de força e vibração.

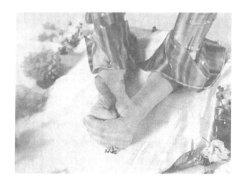

Chakras: Base da coluna — 1
Órgãos reprodutores — 2
Coroa — 7
Cores: Vermelho, laranja, violeta

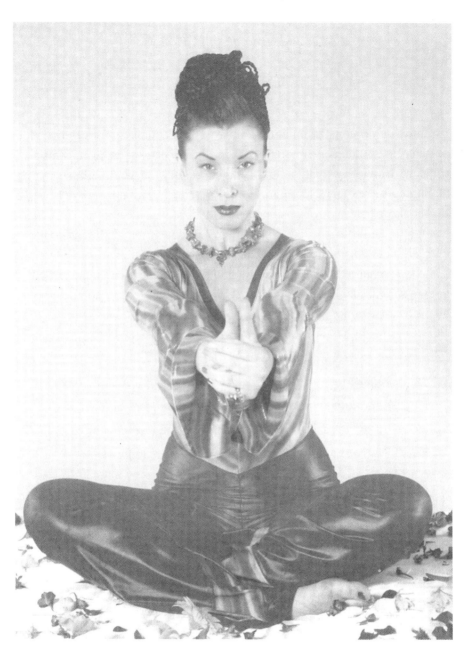

Sente-se com as costas eretas e estique os braços para a frente, mantendo-os paralelos ao chão. Feche o punho da mão direita. Envolva-a com os dedos da esquerda, deixando as bases das palmas se tocarem e os polegares unidos e levantados. Fixe o olhar sobre os polegares. RESPIRAÇÃO: CONTROLADA, LONGA, PROFUNDA E LENTA. Continue por alguns minutos e relaxe.

Mudra para Equilibrar a Energia Sexual

Estamos sendo constantemente bombardeados com estímulos e distrações sexuais em anúncios e comerciais que exploram o sexo. Essas imagens e atitudes na verdade esgotam a nossa energia sexual, tornando difíceis os relacionamentos sexuais. No entanto, o sexo pode ser uma experiência espiritual cheia de beleza e generosidade entre duas almas, devendo ser respeitado e cuidado. Durante o sexo, ocorre um forte intercâmbio de forças criadoras que nos afeta por muito tempo. Portanto, é essencial que possamos manter a energia sexual equilibrada e alimentada. Possíveis experiências negativas podem ser curadas, fazendo-nos atingir o supremo prazer e potência sexual quando canalizamos conscientemente essa energia.

Esta mudra equilibra e canaliza a energia sexual. Ela purifica e recarrega as glândulas que influem sobre todo o sistema reprodutor e sexual. Para ganhar força e confiança na sexualidade, o polegar direito deve ficar sobre o esquerdo. Para ganhar sensibilidade e delicadeza, o polegar esquerdo deve ficar sobre o direito.

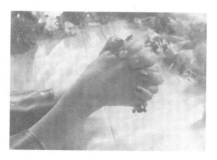

Chakra: Órgãos reprodutores — 2
Cor: Laranja

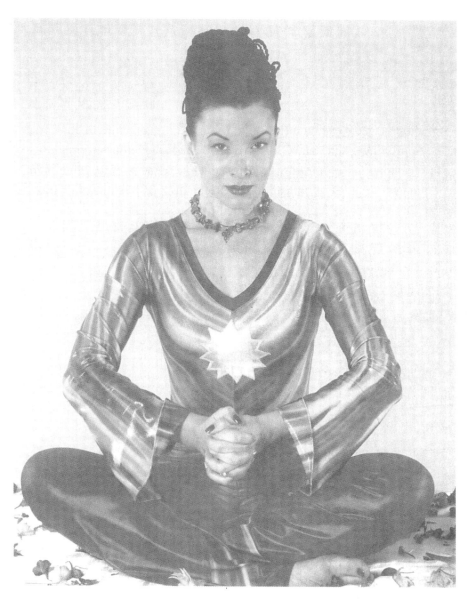

Sente-se com as costas eretas e os cotovelos ligeiramente abertos. Dê uma mão à outra, cruzando os dedos. Deixe o dedo mínimo esquerdo ficar por fora. Colocando o polegar direito sobre o esquerdo, revitalizamos o nosso lado masculino; com o esquerdo sobre o direito, recarregamos o nosso lado feminino. Pressione uma mão contra a outra por três minutos e relaxe. RESPIRAÇÃO: INSPIRE E EXPIRE COM FORÇA PELO NARIZ.

Mudra para a Longevidade

Com alimentação e exercícios adequados e esta antiga técnica de mudra, você pode prolongar sua vida. O ritmo do seu corpo é o fator determinante da sua longevidade — esta mudra recorre à energia desse relógio, promovendo nele uma sintonia fina. Praticando-a diariamente por três minutos, três vezes ao dia, você poderá prolongar e melhorar a sua vida.

Esta mudra age sobre o nervo da vida, que percorre a medula espinhal e contribui para criar um novo ritmo vital, aumentando a longevidade.

Chakras: Base da coluna — 1
Coroa — 7
Cores: Vermelho, violeta

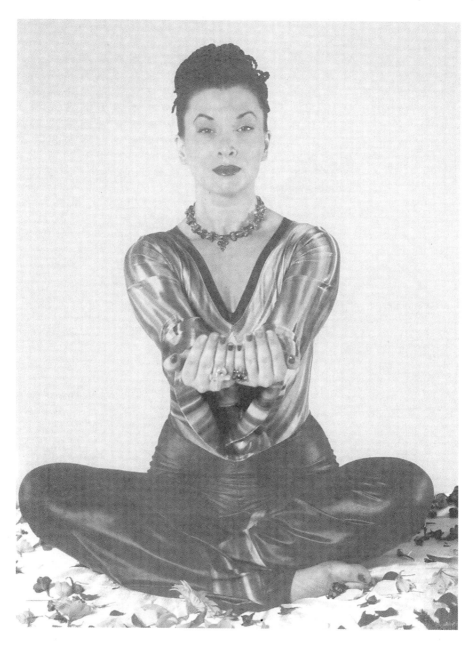

Sente-se com as costas eretas e estire os braços à frente, mantendo-os paralelos ao chão e com os cotovelos retos. As palmas devem ficar voltadas para o céu. Junte as mãos em concha, como se fosse pegar água com elas. Permaneça assim por pelo menos três minutos e relaxe. RESPIRAÇÃO: CURTA, RÁPIDO ALENTO DE FOGO, CONCENTRANDO-SE NO UMBIGO.

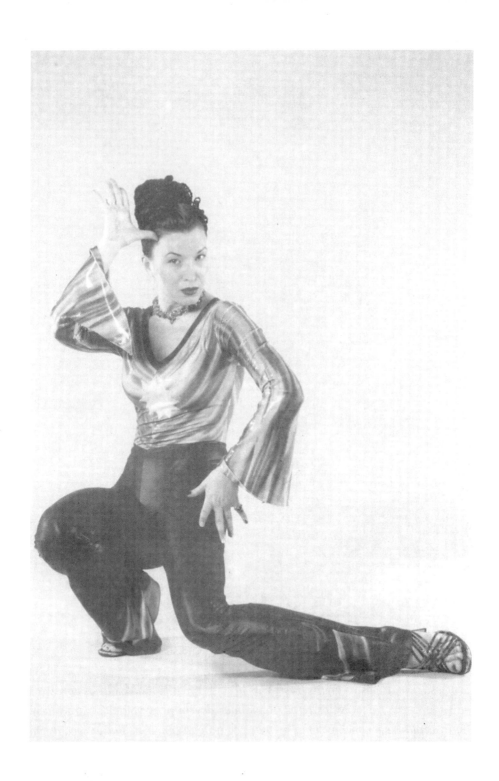

Parte 3

A Mente

*Sua mente não tem limites...
Ajude-a a se expandir.*

Estas 21 mudras para a mente são úteis para diversos problemas que criamos para nós mesmos — só na nossa cabeça. A confusão mental é como um cavalo indomado. Com disciplina, você conseguirá refrear os pensamentos mais rebeldes e dominar a sua mente. Quando ela afinal aprende a reconhecer quem é que manda, tudo se torna possível. Afugente os fantasmas do medo e da insegurança que você mesmo criou e sinta o imenso poder da mente praticando estes exercícios de yoga.

Você recebeu de Deus o dom do livre-arbítrio. O que fazer com ele, só você pode decidir. Somos nós que criamos nosso próprio destino — com um pouco de atenção, podemos traçá-lo, corrigi-lo ou mudá-lo para melhor.

Você pode praticar diariamente quantas mudras quiser, até que seus temores e outros obstáculos mentais desapareçam. Quando sua lucidez for aumentando, você descobrirá como usar sua mente em seu próprio benefício e no dos outros. Quando se age pelo bem do mundo, nunca se está sozinho.

Mudra para um Bom Dia

A maneira como nos sentimos ao acordar influi sobre o resto do dia. Se despertarmos sempre descansados e cheios de otimismo, energia e inspiração, nossa vida será certamente mais feliz, mais saudável, mais gratificante e mais cheia de boas surpresas.

Esta mudra deve ser praticada antes de dormir para dar-lhe uma disposição de espírito positiva pela manhã. Quando o fizer, visualize uma bola de luz branca acima da cabeça. Você começará o dia seguinte protegido e envolvido por essa luz.

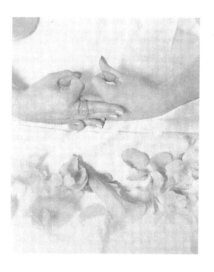

Chakras: Todos os chakras
Cores: Todas as cores
Mantra: HAR HARE WAHE, HAR HARE WAHE
(Deus é o Criador do Supremo Poder e Sabedoria)
Repita mentalmente, inspirando em seis vezes e expirando em uma só vez.

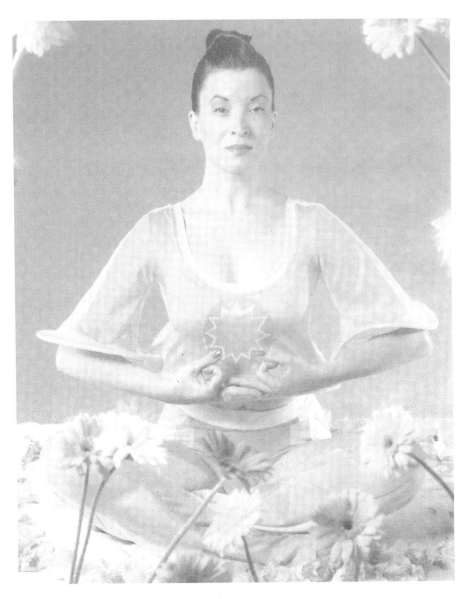

Sente-se com as costas eretas, cotovelos abertos, mãos a alguns centímetros do corpo, um pouco acima da linha do umbigo. As palmas devem estar viradas para cima. Dobre os polegares em torno dos indicadores e estique os dedos médios, anulares e mínimos. O contato entre as mãos deve ocorrer através desses dedos. Coloque a mão esquerda sobre a direita e mantenha as palmas voltadas para cima. RESPIRAÇÃO: INSPIRE SEIS VEZES (CURTAS) ENQUANTO REPETE MENTALMENTE O MANTRA E EXPIRE COM FORÇA DE UMA SÓ VEZ. Comece com três minutos e vá aumentando até chegar a onze.

Mudra para Enfrentar o Medo

O medo nos impede de atingir nossos objetivos e de realizar nossos sonhos. Às vezes a energia que se cria quando temos medo de determinadas coisas acaba atraindo exatamente essas coisas. Se deixarmos que o medo nos domine a mente, talvez "nossos piores temores se tornem realidade". Se isso acontecer, veja a situação como uma oportunidade de lidar com o medo e vencê-lo.

A mão direita simboliza a proteção divina, e a esquerda simboliza nossa recepção dessa dádiva. Esta mudra o ajudará a reduzir a sensação de medo, não importa qual o motivo. Ela é utilizada em diversas culturas, sendo muito eficaz.

Chakras: Plexo solar — 3
Coroa — 7
Cores: Amarelo, violeta
Mantra: NIRBHAO NIRVAIR AKAAL MORT
(O que Nada Teme, o que Não Tem Inimigos,
Deus Imortal Personificado)
Repita cada vez que respirar.

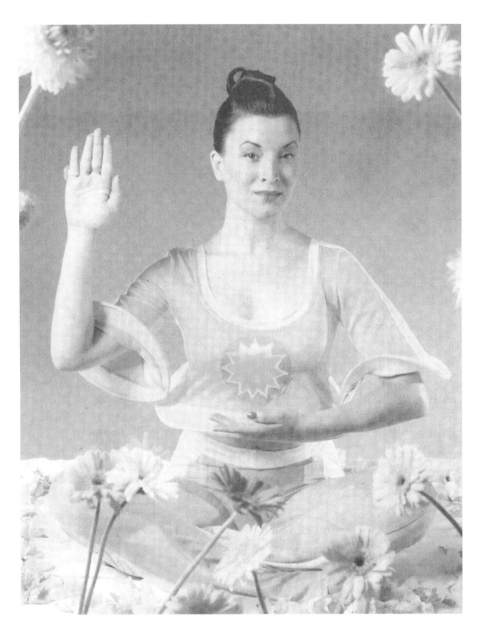

Sente-se com as costas eretas, dobre o cotovelo esquerdo e ponha a mão diante do umbigo, com a palma voltada para cima. Levante a mão direita e coloque-a acima da linha do ombro direito, com a palma virada para a frente, polegar e demais dedos esticados. Concentre-se no Terceiro Olho. RESPIRAÇÃO: LONGA, PROFUNDA E LENTA. Veja-se protegido, inspire essa sensação positiva e expire o medo negativo.

Mudra para Dissipar o Sentimento de Culpa

Todos nós temos alguns sentimentos de culpa. Talvez tenhamos sido rudes ou egoístas em algum momento. Talvez acreditemos não merecer a felicidade, a sorte ou o amor. As experiências negativas do passado podem impedir-nos de seguir em frente com alegria e otimismo. É preciso que nos perdoemos para viver uma vida gratificante, saudável e feliz. A prática desta mudra é o primeiro passo para libertar seu espírito do peso do passado.

Esta mudra estimula uma energia rejuvenescedora que ajuda a desanuviar a mente e voltá-la para pensamentos e possibilidades novos e positivos.

Chakra: Plexo solar — 3
Cor: Amarelo
Mantra: I AM THINE WAHE GURU
(Eu Sou Teu, Divino Mestre Interior)
Repita mentalmente cada vez que respirar.

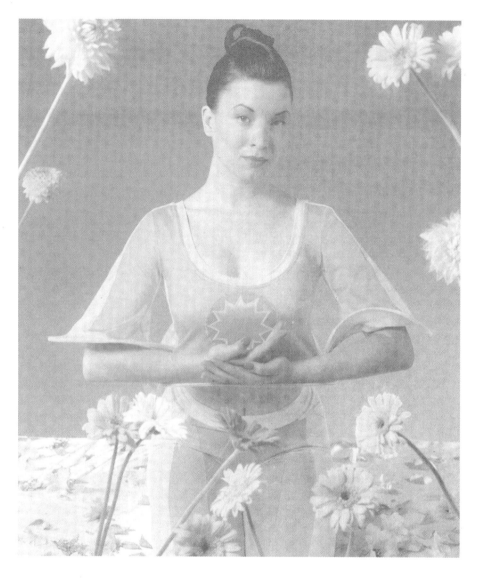

Sente-se ou ajoelhe-se com as costas eretas, cotovelos abertos para os lados, mãos entre o estômago e o centro do coração. As palmas devem estar viradas para cima, em direção ao céu, a mão direita pousada sobre a esquerda. Os antebraços devem estar um pouco afastados do corpo. Respire lenta e profundamente. Pense na situação que o incomoda e coloque-a aos poucos para fora de você a cada vez que expirar. Agora substitua-a por uma afirmação positiva — "Eu me perdôo" — e peça ao Poder Supremo que apague tudo o que de errado você possa ter feito. RESPIRAÇÃO: LONGA, PROFUNDA E LENTA. Pratique por alguns minutos e relaxe.

Mudra para Fortalecer o Caráter

Quem não deseja amigos, parceiros e sócios fortes, dedicados e leais? Para atrair pessoas com essas qualidades, precisamos primeiro cultivá-las em nós. Quando passamos nos testes morais que a vida nos coloca a cada dia — tentação, egoísmo, fraquezas —, fortalecemos nosso caráter. No entanto, quando não o conseguimos, esses testes continuam a surgir. A prática desta posição o ajudará a enfrentar tais desafios, fortalecendo o caráter e atraindo até você pessoas com características semelhantes.

Esta mudra altera o metabolismo da mente e promove alegria de espírito e força pessoal.

Chakras: Plexo solar — 3
Terceiro Olho — 6
Cores: Amarelo, índigo
Mantra: HUMEE HUM BRAHAM
(O Recurso ao Eu Infinito)
Repita mentalmente cada vez que respirar.

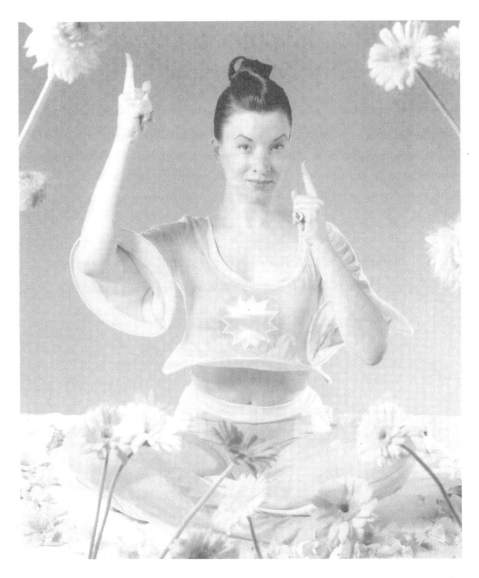

Sente-se com as costas eretas e os braços ao longo do corpo. Mãos relaxadas, feche os punhos sem apertá-los muito, deixando os polegares de fora e esticando os indicadores. Levante as mãos, pondo a esquerda na altura do rosto e a direita um pouco mais acima. As mãos devem ficar com as palmas voltadas uma para a outra. Mantenha os olhos abertos e olhe para a frente. RESPIRAÇÃO: LONGA, PROFUNDA E LENTA. Repita por alguns minutos e relaxe.

Mudra para a Concentração

O poder de concentração aumenta sua capacidade para atingir suas metas e atrair pessoas e experiências positivas. O domínio dos pensamentos é a maior meta da concentração e também um requisito para a evolução espiritual. Praticando, você poderá aprender a concentrar-se.

Esta mudra o ajudará a manter a calma, além de lhe dar a capacidade de concentrar-se. Ela era utilizada pelos santos e sábios quando atingiam o samadhi, o mais alto grau do êxtase na meditação.

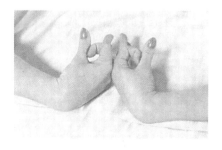

Chakras: Plexo solar — 3
Coração — 4
Terceiro Olho — 6
Cores: Amarelo, verde, índigo
Mantra: AKAL AKAL AKAL HARI AKAAL
(Criador Imortal)
Repita cada vez que respirar.

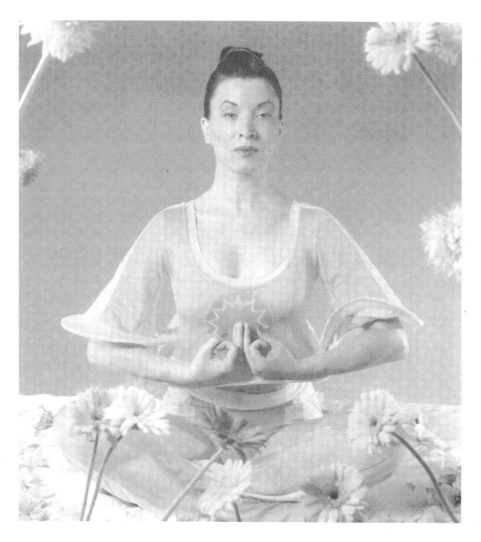

Sente-se com as costas eretas numa posição confortável. Junte os polegares e indicadores formando círculos e estique os demais dedos, voltando suas pontas para cima. Junte as mãos à sua frente, um pouco acima do umbigo, de modo que os dedos que estão esticados fiquem encostados, todos apontando para o céu. Feche os olhos e concentre-se na área do Terceiro Olho. RESPIRAÇÃO: LONGA, PROFUNDA E LENTA. Acalme todos os pensamentos concentrando-se numa afirmação positiva, como por exemplo: "Eu SOU a luz eterna do mundo..."

Mudra para Superar a Ansiedade

A ansiedade é uma reação muito freqüente ao *stress* e às exigências do dia-a-dia. Você pode controlá-la praticando diariamente esta mudra. Além disso, ela é capaz também de reduzir a intensidade de um ataque de ansiedade se praticada por alguns minutos logo em seguida. Você imediatamente sentirá a diferença, acalmando-se e recuperando o controle.

Esta mudra provoca seu efeito calmante sobre os nervos criando um vórtice de energia em cada uma das mãos, o que funciona como uma saída para a ansiedade.

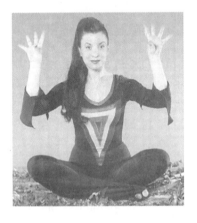 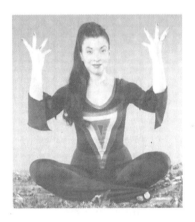

Chakras: Plexo solar — 3
Coração — 4
Cores: Amarelo, verde
Mantra: HARKANAM SAT NAM
(O Nome de Deus é Verdade)
Repita mentalmente cada vez que respirar.

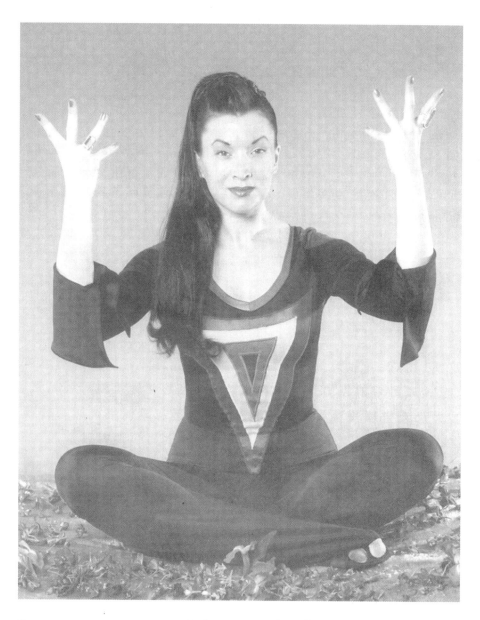

Sente-se com as costas eretas. Dobre os cotovelos e levante os braços até que os antebraços fiquem paralelos ao chão, ligeiramente abertos para os lados. As mãos devem ficar na altura das orelhas, dedos abertos apontando para cima. Gire as mãos para a frente e para trás, sobre o eixo dos punhos. Continue por alguns minutos e relaxe. RESPIRAÇÃO: LONGA, PROFUNDA E LENTA.

Mudra para Transcender a Raiva e Prevenir Dores de Cabeça

Todo mundo tem o direito de se aborrecer de vez em quando, mas alimentar emoções negativas não é nem saudável nem produtivo. Pratique esta mudra para transcender e expressar adequadamente os sentimentos irascíveis. Seu efeito infalível e imediato o ajudará a canalizar a raiva para uma decisão ou solução positiva.

Esta mudra também funciona na prevenção e cura de dores de cabeça, caso você as tenha com freqüência.

Esta mudra funciona criando equilíbrio emocional. Os pontos de pressão estimulados com os polegares liberam a raiva, promovendo um efeito calmante imediato.

Chakras: Todos os chakras
Cores: Todas as cores
Mantra: DEUS E EU, EU E DEUS SOMOS UM
Repita mentalmente cada vez que respirar.

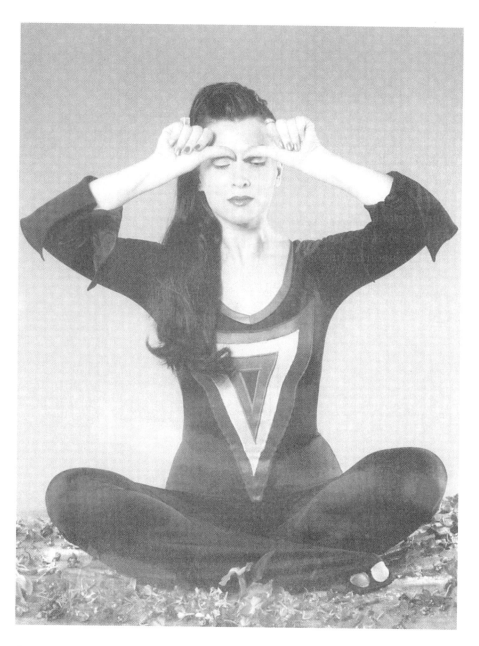

Sente-se com as costas eretas, numa posição confortável. Levante as mãos até o nível da testa. Feche os punhos e vire as palmas para a frente, mantendo os polegares esticados e apontando um para o outro. Pressione com eles os pontos intermédios entre os olhos e o nariz, fixando o olhar na ponta deste. RESPIRAÇÃO: LONGA, PROFUNDA E LENTA. Continue por três minutos e relaxe.

Mudra para uma Mente Aguçada

Esta mudra o ajudará a decidir-se, principalmente quando a decisão que tem diante de si vai repercutir sobre toda a sua vida. A prática regular desta mudra três vezes ao dia por três minutos lhe trará resultados em uma semana.

Esta mudra neutraliza a parte central do cérebro e proporciona uma mente aguçada. O movimento dos dedos estimula e massageia o meridiano que influi sobre a paciência, o controle emocional, o plexo solar, os nervos e a vitalidade.

Chakras: Garganta — 5
Terceiro Olho — 6
Cores: Azul, índigo
Mantra: HARA HARE HARI
(O Criador em Ação)
Repita mentalmente cada vez que respirar.

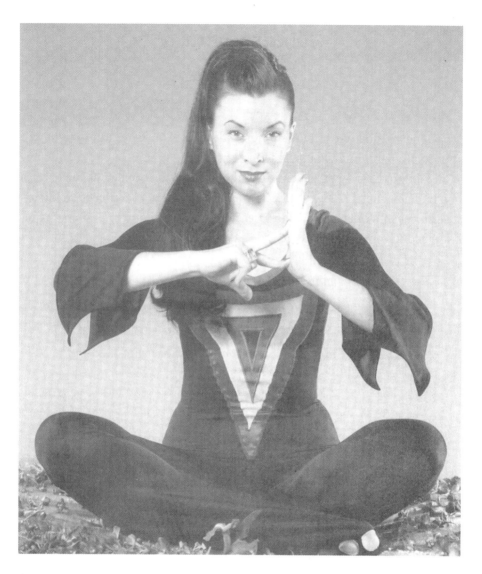

Sente-se com as costas eretas. Levante a mão esquerda como se fosse bater palmas. Com os dedos indicador e médio da direita, "caminhe" lentamente com pressão firme pelo centro da palma esquerda até as pontas do dedo médio e indicador esquerdos. Estes devem ceder à pressão. "Caminhe" para cima e para baixo algumas vezes, concentrando-se no movimento dos dedos. RESPIRAÇÃO: LONGA, PROFUNDA E LENTA.

Mudra para a Paciência

A paciência é uma virtude que todos *podem* cultivar. Ela é um ingrediente importante para uma vida mais feliz e saudável. Lembre-se: independentemente do que seja, após haver feito tudo o que estava ao seu alcance, relaxe e tenha paciência. Diga a você mesmo que tudo está acontecendo na hora certa, mesmo quando nada fizer sentido, e acabará contribuindo para que assim aconteça mesmo.

Esta mudra o ajudará a transformar a frustração, permitindo-lhe tornar-se mais paciente e tolerante. As mãos ativam correntes elétricas que canalizam a energia da cura para os nervos, acalmando-o e ajudando-o a ser paciente.

Chakras: Terceiro Olho — 6
Coroa — 7
Cores: Índigo, violeta
Mantra: EK ONG KAR SAT GURU PRASAAD
(Um Criador, Iluminado pela Graça de Deus)
Repita mentalmente cada vez que respirar.

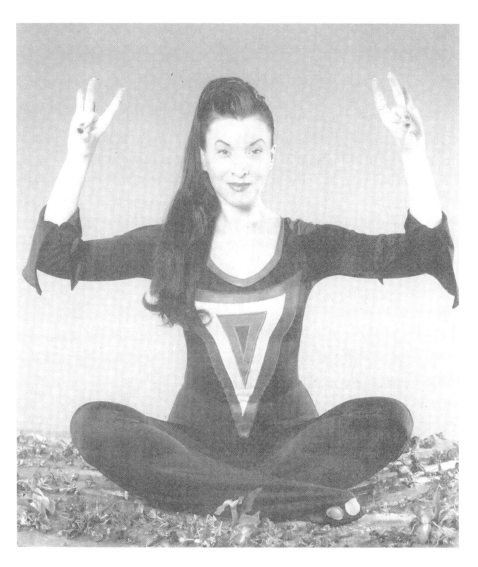

Sente-se com as costas eretas. Faça círculos com as pontas dos polegares e os dedos médios, mantendo os demais dedos esticados. Os antebraços devem ficar paralelos ao chão e os cotovelos, abertos. Coloque as mãos na altura das orelhas, com os dedos apontando para o céu e as palmas voltadas para a frente. RESPIRAÇÃO: LONGA, PROFUNDA E LENTA. Repita por alguns minutos e observe como a calma e a paciência vão aumentando a cada vez que você respira.

Mudra para a Segurança Interior

Cada dia traz mais uma prova para a nossa autoconfiança. Toda vez que se sentir perdido e cheio de dúvidas, pratique esta mudra para restabelecer a autoconfiança e reforçar seu senso de segurança. Lembre-se: você nunca está só.

Esta mudra age de forma positiva e estimulante sobre a área do cérebro que está relacionada com a sensação de segurança.

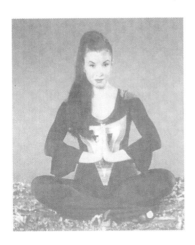 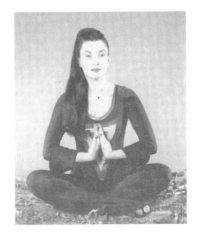

Chakras: Plexo solar — 3
Coração — 4
Cores: Amarelo, verde
Mantra: AD SHAKTI AD SHAKTI
(Eu me Curvo ao Poder do Criador)
Repita mentalmente cada vez que respirar.

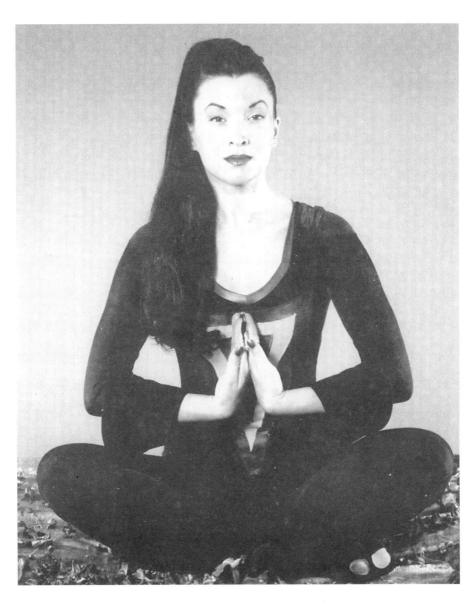

Sente-se com as costas eretas e una as mãos numa posição que seria o inverso da da prece: pelo dorso, e não pela palma. Coloque-as diante do coração e imagine a energia fluindo desde a parte inferior da coluna até o alto da cabeça. Mantenha essa postura por um minuto e meio e então coloque as mãos na posição da prece, com as palmas unidas e os polegares contra o peito. Mantenha por um minuto e meio. Repita até sentir-se calmo. RESPIRAÇÃO: LONGA, PROFUNDA E LENTA.

Mudra para Acalmar a Mente

A tranqüilidade mental permite a concentração e o controle dos pensamentos, dando-lhe uma tremenda capacidade de sucesso. Quanto mais calma a sua mente, mais você perceberá a inquietude dos outros e mais rapidamente se aproximará de seus objetivos.

Esta mudra estimula o cérebro de forma a acalmar a atividade mental e promover o controle e a concentração.

Chakras: Plexo solar — 3
Coração — 4
Terceiro Olho — 6
Cores: Amarelo, verde, índigo
Mantra: AKAL HARE HARI AKAL
(Deus é Imortal em Sua Criação)
Repita mentalmente cada vez que respirar.

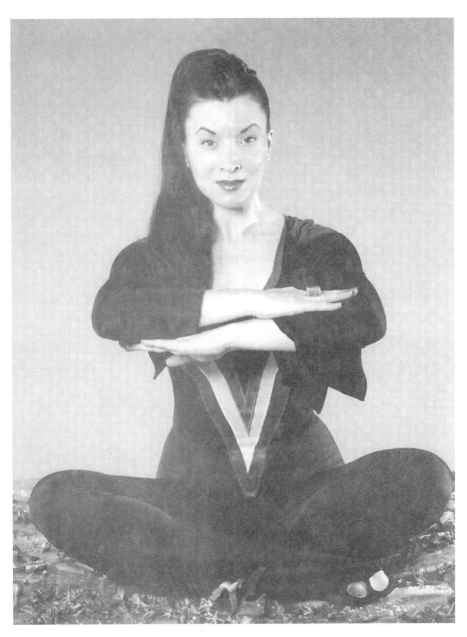

Sente-se com as costas eretas e cruze os braços diante do peito, cotovelos dobrados num ângulo de 90°, braços paralelos ao chão. Coloque a palma da mão direita sobre o braço esquerdo e o dorso da mão esquerda sob o braço direito. Os dedos devem estar unidos e esticados. Mantenha esta mudra e concentre-se por alguns minutos; em seguida, relaxe. RESPIRAÇÃO: LONGA, PROFUNDA E LENTA.

Mudra para Acompanhar os Filhos

Os filhos exigem de nós atenção, orientação, paciência e sabedoria constantes. Não é raro que os pais se sintam esgotados com tanta responsabilidade e precisem de um pouco de tempo para eles mesmos. Se tiver apenas alguns minutos para afastar-se de tudo isso e relaxar um pouco, é importantíssimo que você utilize bem esse tempo para recarregar as energias. Não será preciso interromper suas atividades para praticar esta mudra — ela só requer alguns minutos de folga e fará maravilhas por sua capacidade para cuidar bem de seus filhos.

Esta mudra o ajudará a preparar-se para preencher os vários requisitos exigidos dos pais.

Chakras: Todos os chakras
Cores: Todas as cores
Mantra: AAD SUCH
JUGAAD SUCH
HAI BHEE SUCH
NANAK HOSEE
BHEE SUCH
(Verdadeiro no Princípio, Verdadeiro em Todos os Séculos, Verdadeiro no Presente, Verdadeiro Será Sempre)
Repita mentalmente cada vez que respirar.

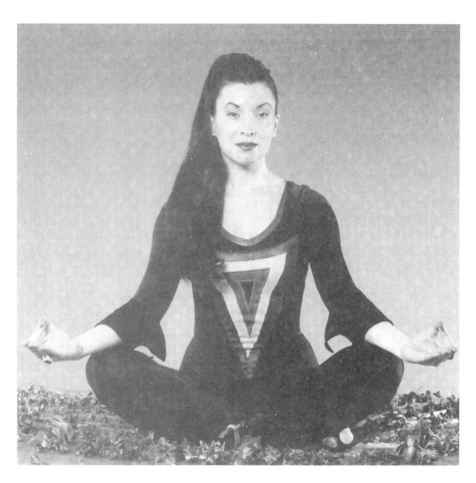

Sente-se com as costas eretas. Faça círculos com as pontas dos polegares e indicadores. Os demais dedos devem estar esticados para a frente porém relaxados, e as mãos, pousadas sobre os joelhos. Concentre-se no Chakra do Coração. RESPIRAÇÃO: LONGA, PROFUNDA E LENTA. Continue por três minutos e relaxe.

Mudra para Superar Dificuldades

Os desafios são inevitáveis na vida. Em vez de vê-los sob uma luz negativa, como se fossem uma luta, procure encará-los como oportunidades cuidadosamente planejadas para seu crescimento espiritual. Se achar que muitas vezes tem "falta de sorte" ou que está imerso em pessimismo e dificuldades, talvez esteja criando a energia que atrai essas situações ainda mais. Com esta mudra, você pode manter os padrões da mente e do cérebro numa freqüência positiva e atrair energias e pessoas igualmente positivas. O sofrimento e as dificuldades podem dar lugar ao poder e à força, mas cabe a você decidir qual será a sua disposição mental. A prática regular irá mudar a sua vida.

Esta mudra age sobre o canal central de energia do corpo, criando uma vibração que remove as dificuldades e abre o caminho para as energias positivas.

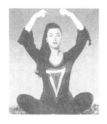 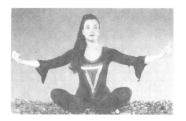

Chakras: Terceiro Olho — 6
Coroa — 7
Cores: Índigo, violeta
Mantra: HAR HARE GOBINDAY
HAR HARE MUKUNDAY
(Ele é Quem me Sustenta, Ele é Quem me Liberta)
Repita mentalmente cada vez que respirar.

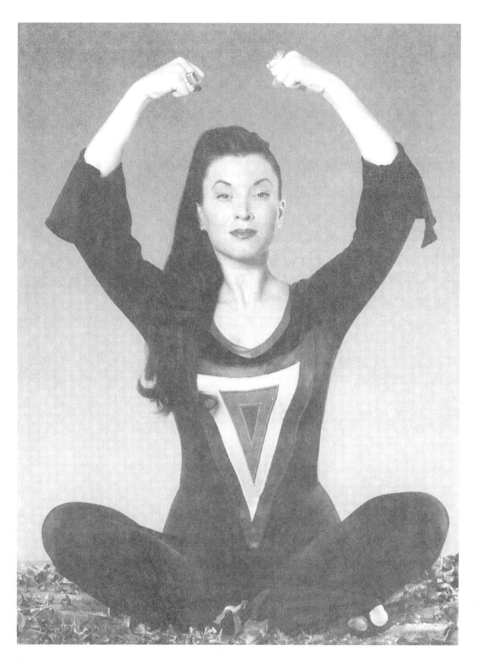

Sente-se com as costas eretas e feche ambos os punhos, deixando os polegares de fora. Comece a balançar os braços em grandes círculos, como um pêndulo: primeiro eles devem ir para a frente e para cima e depois para trás e para baixo. RESPIRAÇÃO: LONGA, PROFUNDA E LENTA. Continue por alguns minutos. Relaxe e fique imóvel.

Mudra para a Eficiência

Quantas vezes não nos vimos numa situação difícil e nos sentimos pouco capacitados para lidar com ela? Praticando esta mudra, ainda que só por alguns minutos, antes de uma reunião, exame ou encontro, você conseguirá lidar com a situação da melhor maneira possível.

Esta mudra afeta todas as correntes elétricas em seu corpo, equilibrando todo o sistema nervoso e glandular e proporcionando-lhe eficiência inquestionável.

Chakras: Coração — 4
Terceiro Olho — 6
Cores: Verde, índigo
Mantra: ATMA PARMATMA GURU HARI
(Alma, Alma Suprema, o Mestre no Seu Supremo Poder e Sabedoria)
Repita mentalmente cada vez que respirar.

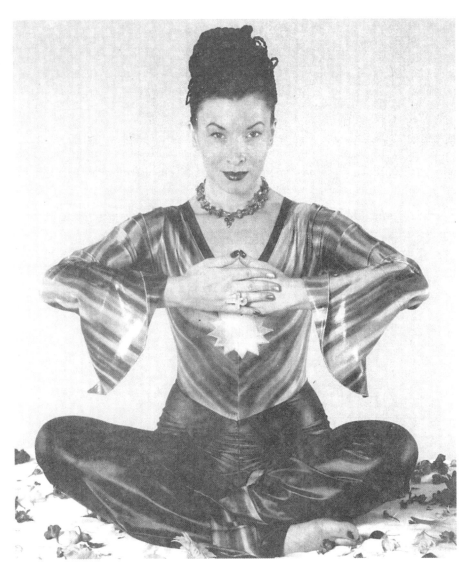

Sente-se com as costas eretas. Dobrando os cotovelos, levante as mãos com as palmas viradas para o peito, de modo que possam se sobrepor e se tocar na altura do coração, a alguns centímetros do corpo. Os dedos de ambas as mãos devem estar esticados e a palma da mão direita deve repousar sobre o dorso da esquerda. Pressione as pontas dos polegares uma contra a outra e mantenha as mãos e antebraços paralelos ao chão. RESPIRAÇÃO: INSPIRE PROFUNDA E LENTAMENTE, PRENDA A RESPIRAÇÃO POR DEZ SEGUNDOS E EXPIRE EM DEZ SEGUNDOS. Espere dez segundos antes de voltar a inspirar. Continue por alguns minutos e relaxe.

Mudra para Tranqüilizar a Mente

Um mar tranqüilo — assim deveria ser a mente. Talvez seja preciso praticar esta mudra diariamente por uma semana para que ela possa ajudá-lo a viver com mais calma e paz, mas valerá a pena, pois sem dúvida ela funcionará.

Esta mudra tão antiga foi ensinada pelo Buda a seus discípulos para que com ela satisfizessem e tranqüilizassem a mente. Ela provoca um curto-circuito na obsessiva energia da preocupação, substituindo-a por uma vibração que ajuda e acalma.

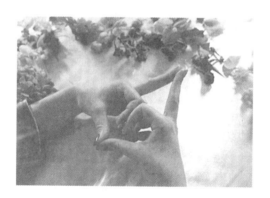

Chakras: Plexo solar — 3
Coração — 4
Garganta — 5
Terceiro Olho — 6
Cores: Amarelo, verde, azul, índigo
Mantra: MAN HAR TAN HAR GURU HAR
(Mente em Deus, Alma em Deus, o Guia Divino e Sua Suprema Sabedoria)
Repita mentalmente cada vez que respirar.

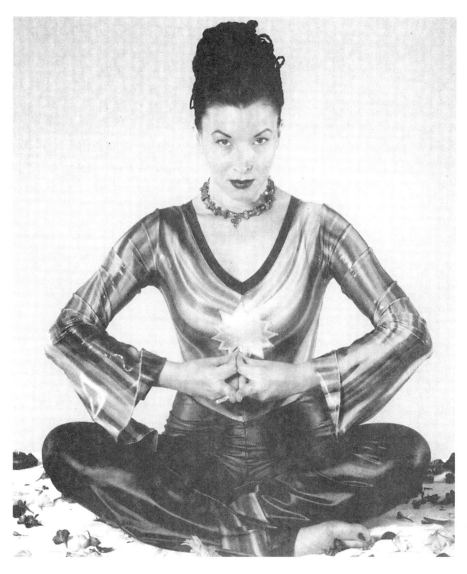

Sente-se com as costas eretas, cotovelos dobrados e mãos na altura do umbigo. Dobre os indicadores e pressione-os um contra o outro ao longo da falange média. Estique os dedos médios de modo que as pontas se toquem, apontando para a frente. Dobre todos os outros dedos, com exceção dos polegares, que devem tocar-se nas pontas, e vire-os em direção ao seu corpo. Mantenha a mudra a alguns centímetros de distância do corpo, com mãos e cotovelos alinhados. RESPIRAÇÃO: LONGA, PROFUNDA E LENTA. Continue por alguns minutos e concentre-se.

Mudra para Minorar as Preocupações

Todos nos preocupamos de vez em quando. Às vezes nos preocupamos por hábito, mas às vezes as preocupações decorrem de desafios verdadeiramente difíceis. Qualquer que seja a gravidade do problema, sempre se pode adquirir uma melhor perspectiva para resolvê-lo praticando esta mudra.

Esta mudra reduzirá suas preocupações.

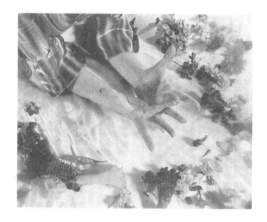

Chakras: Coração — 4
Garganta — 5
Terceiro Olho — 6
Cores: Verde, azul, índigo

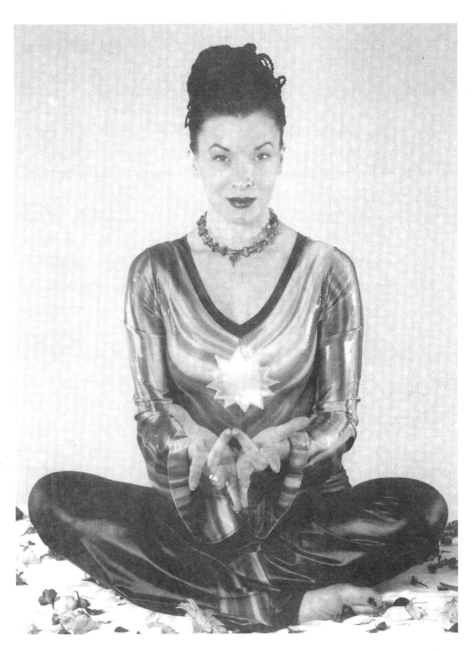

Sente-se com as costas eretas e coloque as mãos diante do peito com as palmas para cima. Os dedos mínimos e as palmas devem se tocar nas laterais. Os dedos médios devem estar perpendiculares às palmas, com as pontas unidas, e os polegares, esticados, afastados das palmas das mãos. RESPIRAÇÃO: INSPIRAÇÃO LONGA, PROFUNDA E LENTA. Continue por alguns minutos e relaxe.

Mudra para Eliminar a Depressão

Nos momentos em que tudo parecer sombrio, você conseguirá reduzir a sensação de depressão: basta praticar esta mudra por apenas onze minutos, uma vez por dia, durante uma semana. (Caso a depressão se prolongue por duas semanas, consulte seu médico.)

O efeito desta mudra ajuda a curar a pior das depressões. A posição dos braços, das mãos e dos dedos envia vibrações positivas aos centros cerebrais, afetando as glândulas de uma maneira que contribuirá para acabar com esse problema. É preciso praticá-la por um mínimo de onze minutos de cada vez.

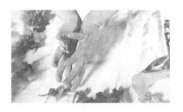

Chakras: Coração — 4
Garganta — 5
Terceiro Olho — 6
Cores: Verde, azul, índigo
Mantra: HARI NAM SAT NAM
SAT NAM HARI NAM
(Deus é a Verdade da Criação)
Repita mentalmente cada vez que respirar.

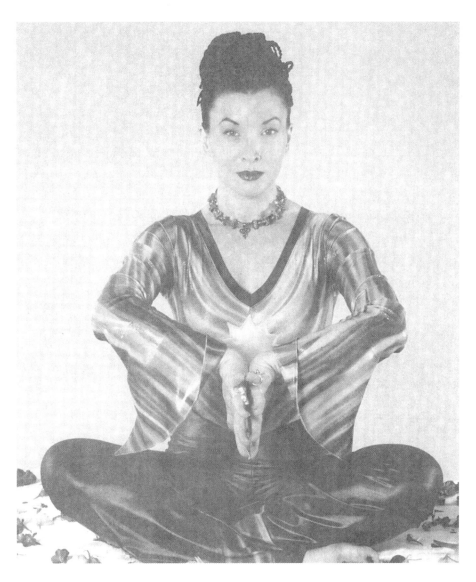

Sente-se com as costas eretas. Estique os braços para a frente, com as mãos na altura do coração. Junte os dorsos das mãos, dedos apontando para a frente, de modo que o maior número possível de falanges possa se tocar. Os antebraços devem ficar paralelos ao chão e os polegares, apontando para baixo. Esta mudra provoca bastante tensão no dorso das mãos, mas não a pratique se perceber que irá distender os músculos ou tendões. RESPIRAÇÃO: LONGA, PROFUNDA E LENTA. Continue por onze minutos pelo menos e sinta a depressão diminuir a cada expiração até desaparecer completamente.

Mudra para a Autoconfiança

Para cumprir seus objetivos de vida, é preciso ter mente, corpo e espírito positivos. A prática diária desta mudra mudará sua vida, tornando-o tão autoconfiante que se transformará num exemplo para todos.

Esta mudra regula a energia dos centros cerebrais da percepção, melhorando sua projeção de energia positiva. Além disso, ela impede que surjam pensamentos e atos contraproducentes.

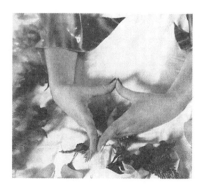

Chakras: Plexo solar — 3
Terceiro Olho — 6
Cores: Amarelo, índigo
Mantra: EK ONG KAR SAT GURU PRASAD
SAT GURU PRASAD EK ONG KAR
(O Criador é Aquele que Dissipa as Trevas e
nos Ilumina com Sua Graça)
Repita mentalmente cada vez que respirar.

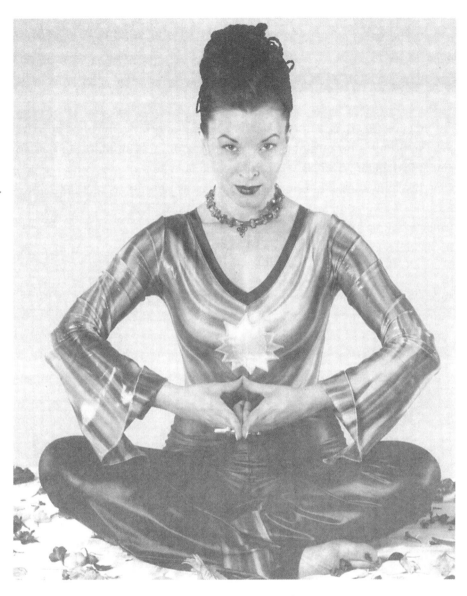

Sente-se confortavelmente, mantendo as costas eretas. Levante as mãos até a linha entre o estômago e o coração, mantendo os cotovelos abertos e apontando para os lados. Junte as falanges médias dos três últimos dedos de cada mão. Estique os indicadores e aponte-os para a frente, com as pontas se tocando. Vire os polegares para trás o máximo possível. As últimas falanges e as pontas deles devem estar em contato e, ao mesmo tempo, devem tocar seu corpo na altura do plexo solar. RESPIRAÇÃO: LONGA, PROFUNDA E LENTA. Mantenha por alguns minutos e relaxe.

Mudra para o Falar Correto

O Buda ensinou que falar corretamente é um dos cinco preceitos ou virtudes importantes no caminho espiritual. A clareza na comunicação é essencial à nossa sobrevivência. "Pense antes de falar" é um bom conselho, mas às vezes somos induzidos a reações e palavras impulsivas que magoam os outros e a nós também. Esta mudra é a sua chave para falar melhor e controlar as emoções. Ela o ajudará a dizer aquilo que quer, de modo a permitir-lhe obter o que deseja. Assim, você fará amigos, em vez de inimigos.

Esta mudra tornará suas palavras condizentes com as suas verdadeiras intenções. Além disso, ela o ajudará a não dizer coisas sem querer.

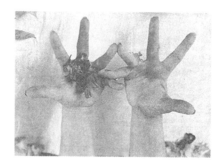

Chakras: Plexo solar — 3
Garganta — 5
Cores: Amarelo, azul
Mantra: HAR DHAM HAR HAR
(Deus é o Criador)
Repita mentalmente cada vez que respirar.

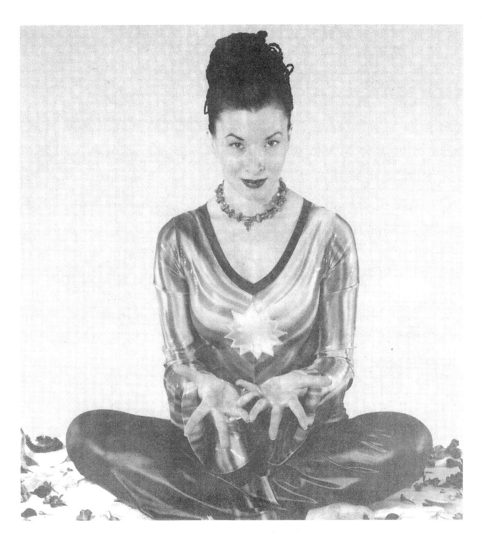

Sente-se com as costas eretas. Relaxe os braços, mantenha os cotovelos rentes ao corpo e levante as mãos até a altura do estômago, palmas voltadas para cima. Abra um pouco os dedos e junte as pontas dos anulares. O dedo mínimo direito deve estar sob o esquerdo. Agora concentre-se e tensione os polegares e os indicadores sem movê-los por alguns segundos. Relaxe e, em seguida, tensione os polegares e os dedos médios também sem movê-los. Mantenha-os assim por alguns segundos e relaxe. Em seguida, repita o processo, primeiro com os polegares e os anulares e depois com os polegares e os mínimos. Repita o ciclo, desta vez trocando os polegares pelos dedos mínimos, e relaxe. RESPIRAÇÃO: LONGA, PROFUNDA E LENTA.

Mudra para Desbloquear o Subconsciente

No subconsciente é que guardamos a lembrança e os efeitos das experiências positivas e negativas. A energia das lembranças negativas — mesmo que inconscientes — pode impedir-nos de atingir nosso verdadeiro potencial. Você poderá voltar-se para as lembranças subconscientes a fim de investigá-las e libertá-las dos bloqueios de energia com esta mudra, que permite que fortes energias, novas e positivas, possam fluir. Então você poderá reordenar seus pensamentos e atividades no sentido de cumprir sua missão de vida.

Esta mudra o ajudará no processo de auto-avaliação e transformação, estimulando através dos dedos os pontos do Terceiro Olho.

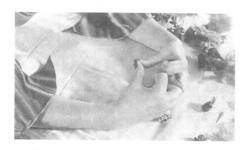

Chakras: Terceiro Olho — 6
Coroa — 7
Cores: Índigo, violeta
Mantra: ONG NAMO GURU DEV NAMO
(Eu me Curvo à Infinitude do Criador, Eu Apelo para a Infinita Consciência Criadora e Sabedoria Divina)
Repita mentalmente cada vez que respirar.

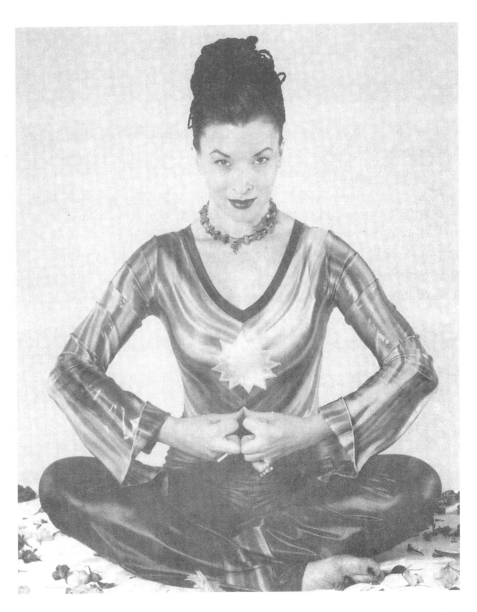

Sente-se com as costas eretas. Relaxe e levante os braços à frente, cotovelos dobrados, até que as mãos estejam diante do estômago. Dobre os dedos de modo que as pontas toquem as "almofadas" na base de cada dedo. As pontas dos polegares devem ficar unidas, assim como as falanges médias dos dedos médios. Nenhum dos outros dedos se toca. Aponte os polegares em direção ao centro do coração. RESPIRAÇÃO: LONGA, PROFUNDA E LENTA. Concentre-se na sensação de calor entre os polegares. Continue por alguns minutos e relaxe.

Mudra para a Compaixão

Cada um de nós nasce em ambientes e circunstâncias ímpares. Algumas pessoas parecem ter mais sorte que as outras; portanto devemos sempre nos lembrar das inúmeras bênçãos que recebemos e nos compadecer pelos menos afortunados. Você nunca pode imaginar como realmente é a situação de outra pessoa, a menos que tenha vivido uma experiência semelhante. Não julgando os outros e cultivando a compaixão no coração é que poderemos progredir em nosso caminho espiritual e enviar boas energias para o Universo.

Esta mudra ativa a compaixão no centro do coração e a energia curadora das mãos. Ela aumenta o fluxo de sangue no cérebro, tornando a mente mais clara e a concentração mais aguçada.

Chakra: Coração — 4
Cor: Verde
Mantra: AKAL AKAL SIRI AKAL
(Eterno é Aquele que Atinge a Perfeição de Espírito)
Repita mentalmente cada vez que respirar.

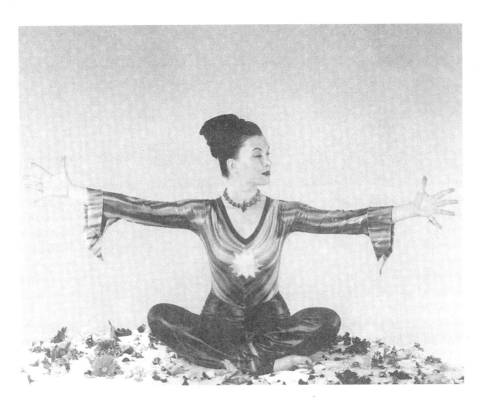

Sente-se com as costas eretas. Abra os braços para os lados, mantendo-os paralelos ao chão. Vire as palmas das mãos para a frente e abra os dedos. Gire a cabeça para a direita e de volta ao centro quatro vezes. Faça o mesmo em direção à esquerda. Continue por alguns minutos, concentrando-se no centro do coração. Sinta a energia em suas mãos. RESPIRAÇÃO: INSPIRE LONGAMENTE UMA VEZ ENQUANTO GIRA A CABEÇA PARA O LADO E EXPIRE DA MESMA FORMA AO VOLTAR A CABEÇA PARA O CENTRO. Relaxe e permaneça em silêncio por alguns minutos.

Impresso por :

gráfica e editora
Tel.:11 2769-9056